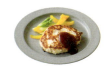

体にやさしい、安心レシピ 130

クローン病・潰瘍性大腸炎の毎日おいしいごはん

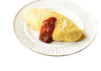

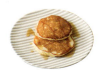

主婦の友社

はじめに

近年、**増えているクローン病、潰瘍性大腸炎**。突然、医師から「クローン病」「潰瘍性大腸炎」と診断され、戸惑い、どのような生活をしたらよいのか不安でいっぱい、という人も多いのではないでしょうか。

クローン病と潰瘍性大腸炎は炎症性腸疾患（IBD）という総称で呼ばれ、**腸にただれや潰瘍ができる病気**ですが、その原因ははっきりとはわかっていません。年代を問わず発症しますが、どちらも10代から30代という若い世代に多く発症します。

よくなったり（寛解）悪くなったり（再燃）を繰り返す、慢性の病気です。残念ながら、今のところ病因不明のため、根治できる治療法もわかっていません。

潰瘍性大腸炎で症状が落ち着いているときは過度の食事制限は必要ありませんが、クローン病では寛解期でも**食生活に十分な注意が必要です。**

この本はこんな人におすすめです！

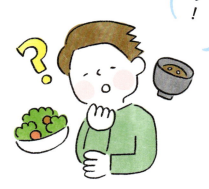

どんなごはんを食べればいいのかわからない……

病院で「低脂肪」「低刺激」のものを食べるように言われたけれど……。具体的に、何をどう調理して食べたらいいのかわからない。毎食となると気が重い。

好きなものが食べられなくなるのが不安です

豚肉や牛肉料理は食べられないの？ 毎日、あっさり味の魚やお豆腐ばかりでは力も出ないしつまらない。豚肉や牛肉の脂質を減らす工夫を知りたい。

病院で基本的な食事についての指導は受けても、実際、毎日の生活ではどのようなものを、どう食べてよいのか、患者さん本人はもちろん、いっしょに暮らすご家族も、迷ったり悩んだりしてしまうことが多いのではないでしょうか。

この本では、「低脂肪」「適正カロリー」「低刺激」という、IBDの患者さんの「食事の3つの基本」に沿いながら、主に**寛解期（症状が治まっている状態）に安心して食べられるレシピ**をそろえました。

身近な素材でかんたんに作れるレシピ、脂質が多いからとあきらめていたカレーやハンバーグなどの安心レシピ、春夏秋冬、季節を楽しむレシピなど。

毎日の食事をおいしく、楽しく食べられるように、素材や調理法などに気を配っています。

とはいえクローン病も潰瘍性大腸炎も、何を食べると体調をくずすのかや、症状の出方など、個人差が大きいのも特徴です。症状や**体調によってレシピの素材をかえたり、量を加減するなど、調理の工夫に**この一冊を活用していただければ幸いです。

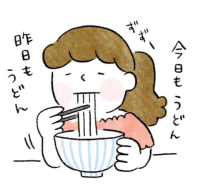

ワンパターンになってしまいそう。バリエーションが知りたい

油を使わない料理だと、煮物、焼き物くらいしか思いつかない。炒め物やパスタ、シチューなど、基本を守りながらも食べられる「いつもの料理」のレシピも知りたい！

できれば家族みんなで同じものを食べたい

ひとりだけ別のものを食べるのは寂しい。家族みんなが「おいしい！」と言って食べられる料理はない？ 特にお正月やクリスマスなどの行事食はいっしょに食べたい！

目次

2　はじめに

PART 1 クローン病・潰瘍性大腸炎の食事の基本

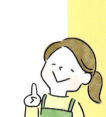

8　クローン病・潰瘍性大腸炎 どんな病気？どんな治療？
10　クローン病・潰瘍性大腸炎 何を、どう食べればいいの？
12　クローン病・潰瘍性大腸炎 食材の選び方の目安
14　クローン病・潰瘍性大腸炎 体にやさしい食事のコツ
17　脂質
18　炭水化物／たんぱく質
19　乳製品／調味料・香辛料
20　食物繊維
21　クローン病・潰瘍性大腸炎 低脂肪＆おなかにやさしい調理のコツ
22　クローン病・潰瘍性大腸炎 あると便利な調理道具
23　クローン病・潰瘍性大腸炎 低脂肪食品を利用しよう
24　クローン病・潰瘍性大腸炎 市販食品を上手に活用しよう
25　クローン病・潰瘍性大腸炎 弁当や惣菜を買うときは
28　クローン病・潰瘍性大腸炎 外食で気をつけたいこと
Q&A

PART 2 クローン病・潰瘍性大腸炎の毎日おいしいごはん

30　身近な食材を使った安心ごはん

魚・カキ
31　さばのヨーグルトみそ焼き
32　たいのお刺し身サラダ
33　たらのホイル焼き
34　あじのトマト煮
35　白身魚の西京焼き
　　きんめだいのじょうよ蒸し
36　かれいのおろし煮
37　カキフライ
　　カキとかぶのゆず風味煮
　　カキのみそ焼き

鶏
38　身近な食材を使った安心ごはん
39　ささ身の青椒肉絲風
40　ささ身の梅しそおかかサンド
41　ささ身となすの煮込み
42　鶏つくねと白菜のやわらか煮
　　チキンピカタ
　　チキンステーキ バルサミコソース
43　親子煮
44　鶏むね肉のバターソテー
　　鶏肉と玉ねぎ、パプリカのケチャップしょうゆ炒め
45　鶏ももの塩麹漬け焼き
　　鶏レバーの甘辛煮

豆腐
46　身近な食材を使った安心ごはん
47　辛くない麻婆豆腐
48　えび蒸し豆腐
49　ゴーヤーチャンプルー
50　豆腐の土佐焼き
　　肉みそがけ冷ややっこ
51　さば缶と豆腐のレンジ蒸し
　　豆腐のチーズ焼き
52　しらすおろしがけ 冷ややっこ
　　さんまのかば焼きのせ 冷ややっこ
　　鮭フレークのせ 冷ややっこ
53　厚揚げのおろし煮
　　厚揚げのはさみ焼き

卵

- 54 身近な食材を使った安心ごはん
- 55 かに玉
- 56 じゃがいもとキャベツの卵とじ煮
- 57 トマトオムレツ
- 58 レンジ卵のおろしポン酢かけ
- 59 アスパラと玉ねぎの卵炒め
　ほうれん草とにんじんの卵とじ
- 60 ひき肉と卵のそぼろ丼
　小松菜と麩の卵とじ
　あんかけ茶わん蒸し

ノンオイルドレッシング&たれ

- 61
- 62 イタリアンドレッシング
　レモンヨーグルトドレッシング
- 63 青じそドレッシング
　梅しょうがドレッシング
- 63 中華だれ
　りんごおろしだれ

作りおきレシピ

- 64
- 65 肉みそ
　鶏ハム
　アレンジ…ビビンバ
- 66 鶏肉のウーロン茶煮
　アレンジ…サンドイッチ
　アレンジ…鶏肉ウーロン茶煮のキャベツ炒め

ごはんレシピ

- 70
- 67 じゃこと小松菜の炒り煮
　アレンジ…じゃこおにぎり
- 68 ヒレ肉チャーシュー
　アレンジ…チャーハン
- 69 たらこ入り炒り卵
　アレンジ…ほうれん草の炒り卵あえ
- 71 オムライス
- 72 鶏肉と大根の甘辛まぜごはん
- 73 まぐろの手こねずし
- 74 チーズリゾット
- 75 カキのリゾット
　たいめし
　玉ねぎと麩の卵とじ丼

めんレシピ

- 76
- 77 ちゃんぽん風うどん
- 78 冷やし中華風そうめん
- 79 ブロッコリークリームパスタ
- 80 サーモントマトスパゲッティ
　ほうとう風うどん
- 81 鶏そば
　梅とろろそば

人気メニュー

- 82
- 83 和風カレー
- 84 ポークカレー
- 85 揚げないから揚げ
- 86 コーンクリームシチュー
- 87 牛丼
- 88 塩ラーメン
- 89 ポテトサラダ
- 90 ハンバーグ
- 91 カキとえびのグラタン
　しらすのピザ

家族みんなで楽しむ 季節の料理

- 92
- お正月の料理
　しいたけ風味のお煮しめ
　きんめだいの西京焼き ゆず風味
　菊花かぶ
- 94 春のお祝い膳
　たいのちらしずし
　生ゆばのお吸い物
- 96 そうめんの夏献立
　そうめん
　なすのあんかけ煮
　ささ身とトマトの緑酢あえ

98 秋の行楽弁当
- 栗ごはん
- 焼き鳥
- ほうれん草入り卵巻き
- かぶの甘酢あえ
- にんじんのおかか炒め

100 ハロウィンパーティー
- 焼かないかぼちゃコロッケ
- 焼きパプリカとブロッコリーのサラダ

102 クリスマス
- サーモンディップ
- チキンミートローフ
- 紫キャベツの蒸し煮

104 野菜レシピ
- 105 ミネストローネスープ
- 106 ブロッコリーと春雨のえび風味
- 107 カリフラワーとにんじんのオーロラサラダ
- 108 かぼちゃの豆乳みそ汁
- 109 かぶとにんじんのきんぴら風
- 110 さつまいものオレンジジュース煮
- 111 じゃがいものそぼろ煮
- ほうれん草のナムル
- にんじんしりしり

112 おやつ&デザート
- 113 バナナヨーグルトパンケーキ
- 114 りんごのコンポート
- 115 水きりヨーグルトのチーズケーキ風
- 116 甘酒ミルクゼリー
- 117 焼きもちのみたらしあん

118 具合が悪いときのごはん
- 119 梅茶がゆ
- 卵とほうれんそうの雑炊
- 120 豆腐あんかけがゆ
- 121 洋風トマトがゆ
- 白身魚のおかゆ
- 122 大根みそ雑炊
- 123 かぶの和風ポタージュ
- かぼちゃのポタージュ
- 124 カリフラワーのポタージュ
- じゃがいもと和風ポタージュ
- 125 じゃがいもとほうれん草のポタージュ
- にんじんポタージュ
- はんぺんのお吸い物

126 脂質量順 掲載メニューリスト

この本のルール

- 本書における大さじ1は15㎖、小さじ1は5㎖、1カップは200㎖、1合は180㎖です。
- 野菜類は特に指定のない場合は、洗う、皮をむくなどの作業をすませてからの手順を説明しています。
- 食材(肉、魚、野菜、くだものなど)の重量は特に表記がない場合は、正味量(皮、骨、種、芯などを除いた重量)です。
- 材料の分量、加熱時間は目安です。調理器具によっても違いがあるので、様子を見ながら調節してください。
- フライパン、鍋はフッ素樹脂加工のものを使っています。
- 電子レンジの加熱時間は目安です。機種により加熱具合が異なることがあるので、様子を見ながら加減してください。
- だしは昆布や削り節などでとった和風だしです。市販の顆粒だしなどでもOKです。
- 卵はMサイズを使用しています。
- 脂質量などの栄養成分値は、「日本食品標準成分表2015年版(七訂)」の数値をもとに算出したものです。表示のエネルギー量(kcal)、たんぱく質、脂質、食物繊維の量は、1人分のおよその数値です。
- **本書のレシピは主に寛解期を対象としています。クローン病・潰瘍性大腸炎の症状や、体に合う食材、合わない食材には個人差があります。体に合わない食材は省いたり、別の食材にかえるなどしてください。体調がすぐれないときはかかりつけの医師や管理栄養士の指示に従ってください。**

PART 1

クローン病・潰瘍性大腸炎の
食事の基本

レシピの前に、クローン病・潰瘍性大腸炎という
病気の概要と、食事の基本を押さえておきましょう。
脂質やたんぱく質などのとり方、
おなかにやさしい調理のコツ、中食や外食時に
気をつけたいことなどもご紹介します。

クローン病・潰瘍性大腸炎

どんな病気？どんな治療？

どちらも腸にただれや潰瘍ができる病気であり、寛解と再燃を繰り返すのは共通ですが、病変の起こる場所や症状には違いがあります。基本を押さえておきましょう。

クローン病は消化管に潰瘍ができる病気

クローン病は主に小腸や大腸などの消化管に潰瘍ができる病気です。1932年、アメリカで最初にこの病気を報告した医師の名前に因んで、こう呼ばれています。潰瘍は小腸、大腸、また小腸と大腸の両方にでき、局所的に深い傷ができます。年々増え、日本には4万人以上の患者さんがいます（2016年）。

クローン病には**さまざまな症状があり、腹痛、下痢、発熱、体重減少、肛門病変などが一般的**ですが、個人差があるのも特徴です。合併症として狭窄（腸管が狭くなる）や、瘻孔（腸と腸、腸と他の臓器が穴でつながる）、膿瘍などが起きることもあります。

症状が悪化している活動期とおさまっている寛解期を繰り返し、原因がはっきりわからないことから根治療法がありません。とはいえ、薬物療法や食事療法などで、症状を抑えるなど、コントロールすることはできます。

潰瘍性大腸炎は大腸に病変が起こる病気

クローン病は消化管全体に起こりうるのに対して、**潰瘍性大腸炎は大腸のみに起こります。粘膜の浅い部分にただれや潰瘍が起こり、肛門に近い直腸から始まり、奥の結腸へと広がり大腸全体に及ぶ**こともあります。症状は繰り返す粘血便が主で、下痢、腹痛、発熱、体重減少、悪心・嘔吐、貧血を伴うことも。17万人弱の患者さんがいます（2016年）。

原因ははっきりしていませんが、免疫機能の異常による免疫説、感染説、遺伝説、食事説、心理的要因説などがあげられ、いくつかの因子が重なると考えられています。

症状がみられる活動期と落ち着いている寛解期があり、**再燃と寛解を繰り返す型**が多く、炎症が持続する慢性持続型、初回だけで落ち着いた状態が続く型の人もいます。**薬物治療によって症状を改善し寛解期を持続させることができる**ようになっています。

潰瘍性大腸炎

大腸の広く浅い部分に ただれ、潰瘍ができる

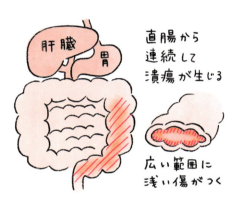

炎症が肛門に近い直腸から起き、奥へと広がることも。ただれや潰瘍は比較的、粘膜の表面に起こる。直腸炎型、直腸から脾彎曲（ひわんきょく）までの左側大腸炎型、全大腸炎型に分けられる。

▼

（ 治療法 ）
薬物療法と食事療法で 症状を抑え寛解に導く

活動期には薬物療法と食事療法で症状を抑え、寛解期にも再燃を予防するための薬物療法で状態を維持する。重症の場合は入院治療が必要。また、内科的な治療で改善がみられない重篤な場合は、手術を行うことも。大腸の全摘により完治することもある。

クローン病

大腸、小腸を中心に 消化管に潰瘍ができる

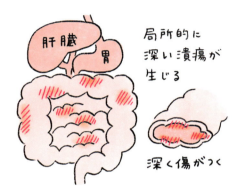

主に大腸、小腸に病変が起こるが、食道や胃に起こることも。小腸のみ、小腸と大腸の両方、大腸のみの型があり、潰瘍は局所的に深くできる。複数箇所できる場合もある。

▼

（ 治療法 ）
薬物療法、栄養療法、 食事療法を組み合わせる

治療は年々、進歩しているが完治させることはできず、治療の第一の目的は腸を守ること。薬物療法と栄養療法、食事療法の組み合わせで、寛解を維持することを目標とする。栄養療法や薬物療法で寛解が維持できない重度の狭窄や瘻孔のある場合は手術が必要になる。

何を、どう食べればいいの？

クローン病・潰瘍性大腸炎

消化管に炎症が起きるクローン病、潰瘍性大腸炎では、何をどう食べるかも、症状を抑えたり、寛解を維持するためには必要です。食べ方の基本を知っておきましょう。

毎日の食事の基本は脂質を控え胆汁酸をコントロールすること

食事は、まず**脂質（脂肪）を控えること**が第一です。脂質は一度に大量に摂取すると腸管のぜん動運動が高まり、下痢や腹痛の原因になります。また、脂質の消化吸収に必要な胆汁酸ですが、腸内で再吸収されないと腸管を刺激します。胆汁酸が減少すると脂質の消化不良も起きます。最近の研究でもクローン病の腸管炎症と胆汁酸とのかかわりが明らかになっています。**胆汁酸が一気に大量に出ないようにするために、脂質を控えることが大事**なのです。よくかみ、ゆっくり時間をかけて食べることも大切です。ゆっくり食べることで胆汁酸が一気に排出されるのを防ぐことができます。

クローン病は脂質の摂取量を制限すると再燃を防ぐ効果があり、寛解期も1日30g以下を目安とします。潰瘍性大腸炎は脂質の摂取量による予防は明らかではありませんが、寛解期は1日40〜50g程度を目安にします。

腸に負担をかけない食材を選びエネルギーをしっかりとる

次に、**腸に刺激を与えないような食材を選びます**。刺激を与える食材には**唐辛子などの香辛料**と、**消化されない食物繊維**があります。食物繊維には不溶性食物繊維と水溶性食物繊維の2種類がありますが、不溶性食物繊維は腸管に与える刺激が強いので、下痢や腹痛の原因になることもあります。クローン病で症状が落ち着かず、腸管を安静にする必要がある場合と、狭窄のある人は不溶性食物繊維の多い食品は避けます。潰瘍性大腸炎は、症状が落ち着いている状況では厳しい食事制限はありません。

熱や炎症によってエネルギーが必要とされるので、摂取する食事のエネルギー（カロリー）は多めにします。なお、**人によって体に合う食材、量が異なるので、どの食材が合わないかなどを自分自身で把握したり、体調によって食材や食べ方を変えることも大事**です。

10

食事のPOINT

低刺激

香辛料などの刺激物や不溶性食物繊維に注意

香辛料は腸に刺激になるので、原則避ける。特に唐辛子は要注意。少量のわさびやしょうが、こしょうはOK。また、不溶性食物繊維は腸に与える刺激も大きいので要注意。狭窄のある場合は避ける。

適正カロリー

必要なエネルギーを確保する

脂質を少なくカロリーを多くというのは難しいようだが、全体カロリーの6割程度をごはん、かゆ、めんなどの主食（炭水化物）でとるのがおすすめ。特に消化吸収にすぐれているごはんやかゆは安心なエネルギー源。

低脂肪

腸に負担をかける脂質（脂肪）の量は控えめにする

腸管を刺激する脂質の摂取量を抑えるのが基本。脂質は調理油や肉の脂だけでなく、乳製品、卵、肉の加工品、マヨネーズ、ドレッシング、菓子にも含まれているので注意が必要。クローン病は1日30g以下を目安に。

食事日誌をつけましょう

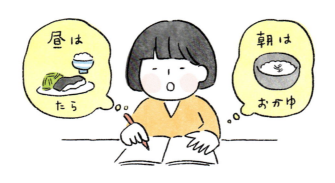

症状にも個人差があるように、体に合う食材にも個人差があります。食事日誌をつけると、自分に合う食材、合わない食材が見つかります。食べるとおなかが痛くなったり膨満感があるなどの食材は避けましょう。

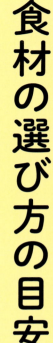

食材の選び方の目安

クローン病・潰瘍性大腸炎

体調がよくないときに食べても比較的安心な食材、寛解期に食べてもいい食材、日常的に控えたい食材の一覧です。個人差があるので自分の体の声を聞きながら選択しましょう。

体調が悪いときに食べても比較的安心な食材例

穀類（主食）
白米（ごはん、かゆ）、うどん、そうめん、もち

調味料
砂糖、はちみつ、みそ、しょうゆ

嗜好品
麦茶、ほうじ茶など

肉・魚・卵・大豆製品
鶏ささ身、鶏むね肉（皮なし）
鶏卵、うずらの卵
白身魚（たら、かれい、きんめだい、いとより、すずきなど）
まぐろ（赤身）、しらす干し、はんぺん
豆腐、豆乳、きな粉

野菜・果物
大根、にんじん、かぶ、かぼちゃ、じゃがいも、りんご、バナナ、
桃や洋なしの缶詰（ペクチンを多く含むもの）
（野菜や果物は皮をむく）

控えめにしたい食材例

肉・魚介・大豆製品
ロース肉、バラ肉、ひき肉、ハム、ベーコン、ソーセージなど
脂肪の多い肉類
いか、えび、たこ、あさり・ほたてなどの貝類（カキ以外）
大豆、おから、あずきなどの豆類
（潰瘍性大腸炎の人は食べてもよい）

寛解期に食べてもOKな食材例
（12ページの食品にプラスして）

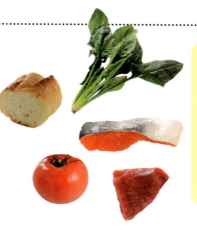

調味料・油脂
トマトケチャップ、刺激の少ないソース、ノンオイルドレッシング、低カロリーマヨネーズ、酢（少量）、しょうが、にんにく、わさび、ハーブなど少量
オメガ9の油（キャノーラ油、オリーブ油）、オメガ3の油（アマニ油、えごま油）、MCTオイル

嗜好品・菓子
紅茶、緑茶、和菓子（つぶあん以外）、せんべい（ノンフライ）、飴、卵ボーロ

乳製品
低脂肪牛乳、スキムミルク（乳糖不耐性の人は避ける）
カッテージチーズ、ヨーグルト、乳酸菌飲料

野菜・果物・海藻類
白菜、ほうれん草、ブロッコリー、カリフラワー、きゅうり、なす、トマト、玉ねぎ、里いも、長いも、さつまいも、きのこ（みじん切りにして少量を）わかめ（やわらかく煮る）、のり、のりのつくだ煮

穀類（主食）
玄米、胚芽精米、スパゲッティ、春雨、ビーフン、そば、食パン、フランスパン

肉・魚介・卵・大豆製品
鶏もも肉（皮なし）、牛もも肉、牛ヒレ肉、豚もも肉、豚ヒレ肉、レバー
鮭、あじ、いわし、さば、さんま、さわら、ぶり、たちうお、カキ、ちくわなどねり製品、
まぐろ・さば・鮭などの水煮缶
納豆、油揚げ、厚揚げ、高野豆腐

調味料・油脂
唐辛子、刺激の強い香辛料
バター、マーガリン、ラード

嗜好品・菓子
コーヒー（カフェインを含むもの）、お酒（アルコール）、ココア、炭酸飲料
スナック菓子、洋菓子、チョコレート、ナッツ類、レーズン、干し柿

穀類（主食）
ラーメン、クロワッサン、デニッシュ、ライ麦パン、調理パン

乳製品
牛乳、生クリーム、チーズ、アイスクリームなど

野菜・果物・海藻類
（狭窄のある人は避ける）
ごぼう、れんこん、たけのこ、山菜、うど、もやし、セロリ、きのこ類、とうもろこし、かんぴょう、切り干し大根、たくあん、こんにゃく
小さな種のある果物（いちご、キウイ、ラズベリーなど）、酸味が強いかんきつ類、ぶどう、メロン、プルーン、なし、パイナップル、柿、ひじき、昆布

体にやさしい食事のコツ

クローン病・潰瘍性大腸炎

脂質、食物繊維、炭水化物やたんぱく質など、各栄養素ごとに摂取のコツをお伝えします。こちらを参考にしつつ、自分の体に合わせて毎日の食事を組み立ててください。

脂質

腸管の安静を保つために脂質を抑えた食事を

10ページで説明しましたが、脂質（脂肪）は一度に多量にとると腸管を刺激しぜん動運動が亢進し、下痢や腹痛の原因になります。また、脂肪の消化吸収に必要な胆汁酸が腸を刺激し、炎症を悪化させます。<mark>胆汁酸が一気に排出されるのを抑えるために食事の脂質を抑えることが必要</mark>です。疫学調査ではクローン病は脂質を多くとっている人に発症頻度が高くなっています。また、クローン病では、1日の脂質の摂取量が多いほど再燃率が高くなることがわかっています。クローン病では1日の脂質の目安は30g以下とされています。潰瘍性大腸炎の場合は厳しい制限はありませんが、腸の負担を少なくするためには、1日40〜50g程度を目安にするといいでしょう。

1日30gというと1食10gが目安ですが、あまり厳密に考えるとストレスになることもあります。仕事などで外食の多い場合や、1食で脂質の多い食事をとった場合は、それ以外の食事で脂質を抑えるなど、柔軟に考えましょう。

<mark>脂質を控えるためには、脂質の多い食材を避け、脂質を減らす調理法を心がけます。</mark>たとえば豚肉や牛肉ではロースやバラ肉は避け、ヒレ肉や赤身を選びます。鶏肉は皮に脂質が多く含まれているので、皮をとるか、低脂肪のささ身を。<mark>調理法は網焼きや蒸す、煮るなど脂肪分が落ちる方法がおすすめ</mark>です。まぐろのトロ、さんま、さばなどは脂の多い魚です。青魚に多く含まれるDHAやEPAは炎症を抑える作用があるのでおすすめですが、多量にとるとほかの脂質同様、腸に負担をかけるので気をつけましょう。乳製品も脂質を多く含みます。調理に使う油は1日5〜10gが目安です。

食品に含まれる脂質を考えると、魚も白身魚やまぐろの赤身などは低脂肪です。

14

油はオメガ３系、オメガ９系がおすすめ

調理油は種類によって炎症を抑えるものもあれば亢進させるリスクのあるものもあります。動物性脂肪（バター、ラードなど）、オメガ６系のリノール酸（ベニバナ油、コーン油、大豆油など）などは炎症を亢進させるリスクがある油なので避けましょう。

オメガ３系のα-リノレン酸（えごま油、しそ油）などは抗炎症作用が期待できます。ただし、加熱により酸化しやすいので加熱調理には向きません。また、<u>よい油だからといってとりすぎないように気をつけましょう</u>。加熱調理にはオメガ９系のオレイン酸（オリーブ油、キャノーラ油）を。消化吸収にすぐれている中鎖脂肪酸（MCTオイル）もおすすめですが、加熱調理には使えません。

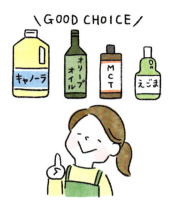

脂質の目安

クローン病 ……… 1日 **30g以下**

潰瘍性大腸炎 …… 1日 **40〜50g 程度**

脂肪摂取は柔軟に

パターン 3
2食は脂質をとる

1日30ｇ（40〜50ｇ）を2食に分けてとり、1食は脂質を含まないごはんやうどんなどの炭水化物中心に、野菜の煮物や蒸し物などを組み合わせた食事にする方法もあります。

パターン 2
均等にとる

時間に余裕があるとき、体調が心配なときは、1食に偏らないように、1食10ｇ前後を目安に献立を選びましょう。毎日だと食事がストレスになることもあるので、気楽に考えて。

パターン 1
1食に重点をおく

外食などで1食で脂質を多くとった場合は、ほかの食事で調整を。どうしても食べたいものがある場合や会食などのときも、体調がよければがまんせず、柔軟に考えましょう。

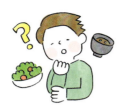

脂質量の目安

脂質の少ない食材や主な食材の脂質量を覚えておくと、脂質量のコントロールに役立ちます。各食材、1食分相当の脂質をあげているので、食べる量で調節することもできます。

肉

食材	牛ヒレ	豚もも・脂身つき	豚ヒレ	鶏もも・皮なし	鶏むね・皮なし
分量	5cm角(125g)	ソテー用1枚(90g)	一口カツ用1枚(80g)	1枚(170g)	1枚(170g)
脂質	14.0g	9.2g	3.0g	8.5g	3.2g

魚介

食材	キングサーモン	白鮭・生	まぐろ・赤身	カキ	たら
分量	1切れ(100g)	1切れ(80g)	刺し身用1さく(160g)	殻つき2個(50g)	1切れ(80g)
脂質	12.5g	3.3g	2.2g	1.1g	0.2g

卵

食材	鶏卵	卵黄のみ	卵白のみ	うずらの卵
分量	Mサイズ1個(50g)	Mサイズ1個分(15.5g)	Mサイズ1個分(34.5g)	(1個10g)
脂質	5.2g	5.2g	微	1.2g

穀類

食材	ごはん(精白米)	食パン	クロワッサン	スパゲッティ(ゆで)	うどん(ゆで)
分量	茶碗1杯(150g)	6枚切り1枚(60g)	1個(40g)	1食分(192g)	1玉(240g)
脂質	0.5g	2.5g	10.7g	1.7g	1.0g

乳製品

食材	牛乳(普通)	プレーンヨーグルト	生クリーム	プロセスチーズ	クリームチーズ
分量	コップ1杯(200ml、210g)	カップ1杯(200ml、210g)	大さじ1杯(15g)	ブロックタイプ1個(20g)	(100g)
脂質	8.0g	6.3g	6.8g	5.2g	33.0g

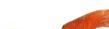

食物繊維

腸によい働きもする食物繊維。不溶性食物繊維には注意を

食物繊維とは「人の消化酵素では消化されない食べ物の成分」のことで、水に溶ける水溶性食物繊維と水に溶けない不溶性食物繊維があります。

水溶性食物繊維は便中の水分を吸収し、下痢の症状を軽くしたり、胆汁酸を吸着したり、腸内の善玉菌によって短鎖脂肪酸を生成し、腸の粘膜の栄養源になります。このようなことから、**水溶性はIBDの患者さんにもおすすめの食物繊維**です。水溶性食物繊維にはりんごやバナナ、桃などに含まれるペクチン、海藻のぬるぬる成分であるアルギン酸、ごはんに含まれる難消化性でんぷんなどがあります。**不溶性食物繊維は腸への刺激が強く、下痢や腹痛の原因**になりやすいので、下痢や腹痛などの症状がある活動期や**狭窄がある場合は控える**ようにしましょう。

> 狭窄のある人は
> 特に注意が必要

クローン病では、炎症を繰り返すことによって腸の内側が分厚く硬くなって狭くなる合併症を起こすことがあります。これが狭窄です。狭窄がある場合は、不溶性の食物繊維を多く含む食品などをとると、食べ物が詰まり、腸閉塞の原因になることもあります。狭窄のある人は、こんにゃく、きのこ類、ごぼう、れんこん、海藻、とうもろこしなど、不溶性食物繊維を含む食材は控えるようにしましょう。

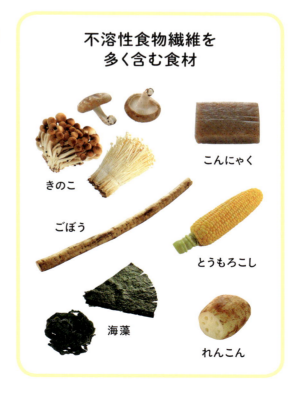

不溶性食物繊維を多く含む食材

きのこ / こんにゃく / ごぼう / とうもろこし / 海藻 / れんこん

炭水化物

難消化性でんぷんを含む白米がおすすめ

炭水化物は体を動かすエネルギーのもとになる栄養素。白米やめん類、パンなど、主食となる食べ物に多く含まれています。**必要なエネルギーを確保するためにも主食はしっかりとりましょう**。1日のエネルギーの50〜60％を主食からとるのが目安です。主食としては、水溶性食物繊維の難消化性でんぷんが多く含まれていて、消化吸収もよい**白米がおすすめ**です。

小麦粉から作られるめん類やパンは、小麦が食事性抗原（原因となる物質）になりやすいので、食べたときの体調などを確認しながらとり入れるようにしましょう。また、クローン病ではパンの酵母菌が食事性抗原になる場合もあるので、要注意です。

ただし人によってごはんよりもパンのほうが体に合っているという人もいますので、**自分に合ったものを選びましょう**。

たんぱく質

食事性抗原になる場合も。合わないものは避ける

たんぱく質を多く含む食品には肉、魚介類、大豆・大豆製品、卵、牛乳、乳製品などがあります。

健康な人では栄養源となるたんぱく質ですが、**クローン病ではたんぱく質が抗原（異物）と誤って認識され、抗体を作り**、その後も同じものを食べ続けると、免疫が過剰に反応して腸に炎症を起こすのではないか、といわれています。自分の体に合わないと思われるものは避けましょう。**魚や植物性たんぱく質、肉類では脂質の少ない鶏肉（皮を除く）がおすすめ**です。

潰瘍性大腸炎ではたんぱく質が食事性抗原になるかは明らかではありません。摂取量は寛解期には体重1kgあたり1.1〜1.2gが目安です。

乳製品

脂質のとりすぎに注意。乳糖不耐症の人は避ける

牛乳や乳製品はたんぱく質、カルシウムが含まれ栄養価の高い食品ですが、**脂質が多いのが難点**です。

牛乳を飲むとおなかの調子が悪くなる、という人は牛乳に含まれている乳糖を分解するラクターゼという酵素が少ない、乳糖不耐症が考えられます。**乳糖不耐症の人は非加熱の牛乳は避けます**。牛乳を使う料理は豆乳にかえると安心です。

同じ乳製品でも発酵食品であるヨーグルトやチーズは乳糖がある程度乳糖分解されているので食べても問題ないでしょう。乳酸菌やビフィズス菌などは腸内で悪玉菌を抑え腸内細菌叢を整える働きがあります。IBDの人は腸内細菌叢のバランスが悪いことがわかっているので、**乳酸菌やビフィズス菌が含まれるヨーグルトや乳酸菌飲料などは積極的に**とりましょう。

調味料・香辛料

食材のうまみや調味料で脂質の少なさをカバー

低脂肪でもおいしく食べるためには、**食材のうまみや調味料を活用**しましょう。

通常は炒めてから煮る煮物も、炒める工程を省くことで脂質を少なくすることができますが、この場合、仕上げに少量のごま油やバター、オリーブ油を加えると、香りとコクが加わりもの足りなさが解消します。カレーやシチューもうまみのあるトマトの水煮をベースにし、玉ねぎ、にんにく、しょうが、ケチャップなどを使えば油や香辛料の少なさをカバーできます。

塩分は腎臓病や心臓病、高血圧などの食事療法では制限がありますが、上記のような合併症がない場合はIBDでは一般には制限はなく、**通常の塩分量でかまいません**。香辛料は刺激の強い唐辛子は避けますが、**少量のわさびやこしょうはOK**です。

低脂肪&おなかにやさしい調理のコツ

クローン病・潰瘍性大腸炎

1日30gの脂質は一般成人の摂取量の半分程度です。脂質を減らす調理のコツや、腸に刺激になる食物繊維を含む食材を安心して食べるコツなどをご紹介します。

野菜は繊維に沿って切る・皮をむく・すりおろす

たとえば玉ねぎの薄切りは縦ではなく横に切るなど、繊維が気になる野菜は繊維を断つ方向で切ります。きゅうりやかぼちゃなど、皮が気になる場合は皮をむきます。食物繊維の多いれんこんなどはすりおろして肉だんごに加えるなど。ブレンダーやミキサーを使って細かくするのもおすすめです。

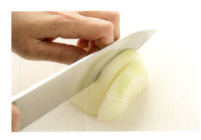

鶏肉は皮をはずす・脂身は切り落とす

鶏肉の皮はほとんどが脂質。皮のないささ身がおすすめですが、むね肉やもも肉も皮をはいでとり除けば大幅に脂質を減らせます（むね肉の皮つき100ｇの脂質は5.9ｇ、皮なしは1.9ｇ）。また、皮の下についている脂身も、包丁でていねいにとり除きましょう。ひき肉はさっと湯通しすると脂を落とすことができます。

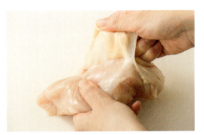

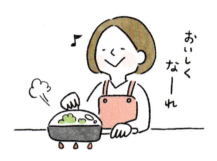

油は極力控え、蒸し焼きにする

1日に使える調理の油は5〜10ｇ程度。ソテーや野菜炒めなども、調味油が少ないと焦げつきやすいので、焦げつきにくいフッ素樹脂加工のフライパンを使い、ふたをして蒸し焼きにします。

ごま油、バターは仕上げに少量プラス

できるだけ避けたい動物性脂肪のバター、量を抑えたいごま油ですが、料理に香りやコクを与えてくれるので、仕上げに少量加えて風味をアップ。脂質少なめのもの足りなさを解消してくれます。

ハーブなど、香りを利用する

油が少ない分、あっさりしがちなので、洋食であればバジルやイタリアンパセリなどの香りがよくて刺激のないフレッシュハーブを刻んで添えたり、ローズマリーを香りづけに使うなどもおすすめです。

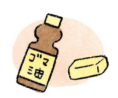

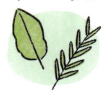

あると便利な調理道具

クローン病・潰瘍性大腸炎

油を使わなくてもおいしく調理できるフライパン、繊維を細かくするブレンダー、油を極力減らせるスプレーなど、料理をラクにおいしくする、便利な調理器具はぜひ活用して。

オイルスプレー

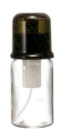

オイルスプレー／HARIO
（問☎0120-398-207）

フライパン料理で少量の油を全体に広げたいときや、オーブン料理で少量の油を食材の表面にふきつけたいときに便利。焼いて作るコロッケやカキフライにも活用できます。

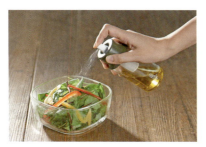

サラダにふりかけるときも少量ですむので安心です。

フッ素樹脂加工のフライパン・鍋

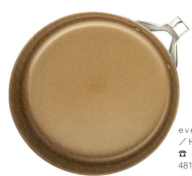

evercookAir／ドウシシャ（問☎0120-104-481）

少量の油でも調理ができ、焦げつきにくいフッ素樹脂加工のフライパンは、低脂肪料理には欠かせません。炒め煮などに使う鍋もフッ素樹脂加工のものがあると便利です。

ハンドブレンダー

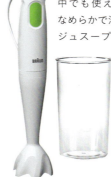

つぶす、まぜるなど、鍋やボウルの中でも使えるハンドブレンダー。なめらかで消化のよい野菜のポタージュスープなどがかんたんに作れます。チョッパーのアタッチメント付きなら、すり身作りや刻みもできます。

ブラウン マルチクイック1 ハンドブレンダー MQ100／ブラウンハウスホールド（問☎0120-998-879）

クッキングシート、クッキングペーパー

目玉焼きなどフライパンでのかんたんな調理には、クッキングシートを使うと油を使わずに作れ、とり出しもスムーズ。肉を焼いたときなど、余分な油はペーパーでふきとります。

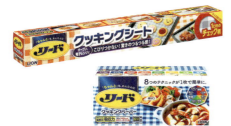

リード クッキングシート（大）、リード クッキングペーパー（レギュラー）／ライオン（問☎0120-556-973）

電子レンジ、オーブントースター

野菜の下ごしらえで電子レンジを使ってやわらかくしておくと、その後の調理油を控えたり、調理時間を短くできます。油を使わずに焼きたい場合はオーブントースターも便利。

低脂肪食品を利用しよう

クローン病・潰瘍性大腸炎

低脂肪牛乳や低カロリーマヨネーズなど、スーパーなどで市販されている商品にも低脂肪のものはいろいろあります。上手に使って、"食べられないストレス"を解消しましょう。

（チーズ）

カッテージチーズ、低脂肪チーズ

チーズは100gあたり脂質が30g前後と脂質の多い食品（クリームチーズは33g、パルメザンは30.8g）ですが、カッテージチーズは約4.5gと少なく、リコッタチーズも約11.5gと比較的低脂肪です。ピザやグラタンなどに使えるとけるチーズには、低脂肪タイプもあります。

雪印北海道100 カッテージチーズ、雪印北海道100 とろけるチーズ脂肪分1/3カット／雪印メグミルク（問☎0120-301-369）

（牛乳）

低脂肪牛乳、無脂肪牛乳、スキムミルク、豆乳

乳糖不耐症でなければ、牛乳のかわりに低脂肪牛乳や無脂肪乳が使えます。一般的な牛乳は100gに脂質が約3.8g含まれていますが、低脂肪牛乳は0.5〜1.5g、無脂肪乳は0.5g以下。粉のスキムミルクは保存ができるのが便利。乳糖不耐症の人は豆乳で代用を。

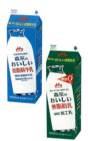

キッコーマン おいしい無調整豆乳／キッコーマン飲料（問☎0120-1212-88）

森永のおいしい低脂肪牛乳、森永のおいしい無脂肪乳／森永乳業（問☎0120-465-369）

（ドレッシング）

ノンオイルドレッシング

サラダにかけるドレッシングは油を使っていないノンオイルタイプを選びましょう。この本ではノンオイルのドレッシングやたれのレシピ（61ページ）も紹介していますが、時間がないときは市販のノンオイルドレッシングを使っても。いろいろなバリエーションがあるので、お好みのものを選ぶのも楽しいはず。

（マヨネーズ）

低カロリータイプマヨネーズ

通常のマヨネーズに含まれる脂質は大さじ1杯（約15g）で約11g。低カロリータイプは、その半分以下（キユーピーハーフは5.1g、キユーピーライトは1.5g）なので低カロリータイプを選びましょう。

キユーピーライト（80％カロリーカット）、キユーピーハーフ／キユーピー（問☎0120-14-1122）

調味料を上手に活用

鶏むね肉やささ身など脂肪分の少ない肉は、加熱するとパサつきがち。塩麹をまぶすとたんぱく質が分解されてやわらかくしっとり仕上がります。また、下味をしっかりつける、かたくり粉や小麦粉をもみ込んでから調理する、仕上げにかたくり粉でとろみをつけるなどもおすすめです。

市販食品を上手に活用しよう

クローン病・潰瘍性大腸炎

時間がないときでも料理がかんたんに作れるように、冷凍食品や缶詰などを常備しておくのをおすすめします。脂肪と食物繊維を抑えたIBDの患者さん向けの食品もあります。

冷凍野菜

ビタミンやミネラルが豊富な野菜は毎日の食事にとり入れたいものですが、買い物の時間がなかったり、下ごしらえの時間がないと少なくなりがち。ブロッコリーやほうれん草など、この本のレシピにもよく登場する野菜は、かんたんに使える冷凍食品を利用するのもおすすめです。

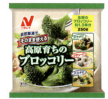
ブロッコリー

さといも

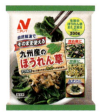
ほうれん草

そのまま使える 高原育ち®のブロッコリー、そのまま使える 九州産のほうれん草、乱切りさといも／ニチレイフーズ（問☎0120-69-2101）

水煮缶・パック

シチューやカレーなどの煮込み料理にはトマトの水煮があると便利です。ツナやさば、鮭などの水煮缶も、時間がないときの料理に。鶏ささ身の水煮缶は、さまざまな料理に活用できます。缶詰やパックは長期保存がきくので、災害時の備えにも多めに常備しておきましょう。

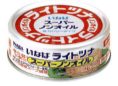
ツナ缶

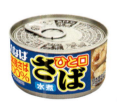
さば缶

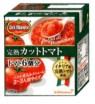
カットトマト

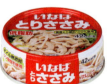
鶏ささみ缶

いなば ライトツナ スーパーノンオイル（70g）、いなば とりささみ フレーク低脂肪（70g）、いなば ひと口さば水煮（115g）／いなば食品（問☎0120-178-390）
デルモンテ 完熟カットトマト300g／キッコーマン食品（問☎0120-120-358）

「まんぞく君」シリーズ

脂肪と食物繊維を抑え、IBDの人も安心して食べられる食品「まんぞく君シリーズ」。辛みを抑えたカレー、植物性たんぱくを使用のハヤシ、ミートソース、ボール、ハンバーグ。ほかにラーメン、シチュー、おかゆがあります。レトルト中心で、保存がきき、あたためてすぐ食べられます。

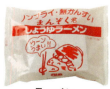
ラーメン

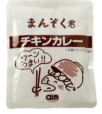
チキンカレー

まんぞく君 チキンカレー、しょうゆラーメン／エームサービス（問☎0120-814-041）

クローン病・潰瘍性大腸炎

弁当や惣菜を買うときは

毎日3食調理するのはたいへんです。外出時や食事を作る時間や気力のないときは、スーパーなどで食べるものを買うこともあるでしょう。そんなときの選び方のコツをご紹介。

栄養成分表示を見て脂質量を確認する習慣を

コンビニやスーパーでお弁当やお惣菜を買うときには、必ず**栄養成分表示を見るようにしましょう**。脂質は10gを目安に選びます。脂質が多い場合は、食べる量を加減しましょう。

おすすめなのは、**おにぎりやうどん、そば、和食のおかずが入った幕の内弁当**、巻きずし、焼き魚の入ったお弁当です。ただし、おにぎりや巻きずしなど、冷蔵棚に置かれたものは、お米が消化が悪い状態になっている場合もあります。食べておなかの調子が悪くなる場合は、注意しましょう。

サンドイッチはパンにバターやマーガリンが塗られていたり、卵サンドにはマヨネーズがたっぷり使われていたりするので避けます。カツなど揚げ物をはさんでいるものもやめておいたほうが無難です。デニッシュなどの**菓子パン類も脂質が多く含まれています**。パスタ類も脂質が多いので避けましょう。

サラダはポテトサラダなど、マヨネーズを使ったものではなく、ノンオイルドレッシングの添えられたグリーンサラダなどを。

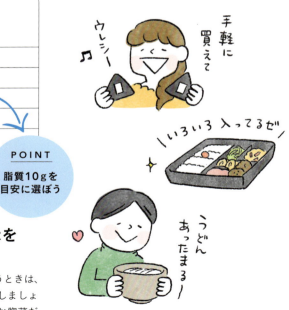

比較的安心な食べ物

おにぎり、うどん、幕の内弁当、巻きずし、鮭弁当

栄養成分表示
（1食（240g）あたり）

エネルギー	421kcal
たんぱく質	14.0g
脂質	7.9g
炭水化物	67.4g
食塩相当量	4.7g

POINT 脂質10gを目安に選ぼう

買うときは成分表示をチェック

コンビニやスーパーで食べ物を買うときは、面倒でも栄養成分表示をチェックしましょう。脂質は10gを目安に。お弁当やお惣菜だけでなく加工食品も同じ。添加物の種類もチェックし、多く含まれていないか確認を。

クローン病・潰瘍性大腸炎

外食で気をつけたいこと

外食では何を食べたらいいか、何を避けたらいいか、迷うところですが、基本はやはり脂質の量です。脂質の多い肉類や乳製品、油を多量に使ったメニューは避け、和食中心に。

脂質の少ないメニューを選び、できれば和食を

外食でも、ファミリーレストランなどではメニュー表に栄養成分の表示がされていることもあるので、**脂質の量などを確認してから注文する**ようにしましょう。クローン病の人の1食の脂質の目安は10gです。できればうどんや焼き魚定食、刺し身定食などの和食を選び、肉料理の場合は脂質の少ない鶏肉などを。自分でお店を選べない場合は、**油を多く使った調理法の料理や、脂質の多い肉や乳製品のメニューは避ける**ようにしましょう。メニューを選べないときは、揚げ物料理は衣をはずす、脂身は残すなど、食べ方の工夫を。

26〜27ページに外食メニューのチェックリストを載せています。主なメニューの脂質の量を確認しておきましょう。チェックリストを持ち歩くのもおすすめです。外食は楽しみでもあります。**脂質をとりすぎたと思ったら、その後の食事で調節をしましょう**。また体調が悪いときは、できるだけ外食は控えるようにします。

（ 外食のポイント ）

- 脂質の目安は10g
- 肉の脂身は残す
- できれば和食を
- 揚げ物の衣は残すようにする
- 辛いものは避ける
- 食べすぎたら次の食事で調整を

脂質10gって意外と色々食べられる！！
おぉー

辛いもの NG

ふー食べたー 夕食抜きだなこりゃ

○…安心　△…控える　×…注意

料理名	エネルギー (kcal)	たんぱく質 (g)	脂質 (g)	カルシウム (mg)	鉄 (mg)	亜鉛 (mg)	コメント	注意の程度
チキンカツ	566	35.1	35.8	39	1.4	1.4		×
とんかつ ロース	666	33.4	40.8	62	1.6	2.7		×
とんかつ ヒレ	374	30	13.2	58	2.2	2.7	衣は薄めにし、残す。タルタルソースは残す	△
えびフライ	568	24.2	37	74	1.5	1.7		×
かきフライ(5個)	432	13.8	30	128	3.2	17		×
白身魚のフライ	439	26.2	22.4	77	1.4	1.2		×
鶏のから揚げ	344	22.2	24	18	0.7	1.2	皮を残す	×
ハンバーグ	642	27.8	40.5	75	3.6	5.1	デミグラスソースより和風おろしを	×
豚のしょうが焼き	502	30.7	37.6	39	2.2	5	脂身は残す	×
焼き鳥(3本)	226	20.3	11.7	30	0.5	0.9		△
おでん	251	13.9	7	206	2.6	1.2	こんにゃくに注意。やわらかい昆布はよい	○
寄せ鍋	296	34.3	7.2	205	3.4	3.4	野菜はやわらかく	○
魚の照り焼き	220	17.5	14.1	12	1.2	0.6	青魚もよい	△
八宝菜	346	16.4	24.6	68	3.3	1.8	いか・たけのこなどに注意	×
豆腐の田楽	145	8.7	7.3	146	1.6	0.8		○
麻婆豆腐	341	20	23.3	196	2.8	3.1	辛みを少なく	×
大根サラダ	93	1.4	8.1	20	0.3	0.2		△
ポテトサラダ	186	5	13.7	23	0.8	0.5	マヨネーズよりノンオイルドレッシングに	△
野菜サラダ	228	4	21.8	19	0.6	0.5		×
アイスクリーム	205	4.1	12.1	89	0.4	0.6		△
シャーベット	113	1.1	0.1	11	0.2	0.1		○
フルーツパフェ	408	6.3	20.1	111	0.5	0.5	冷たいものは食べすぎないように注意	×
プリン	63	4.9	6.6	70	0.5	0.5	食事の脂質量を考えて選択する	○
みつ豆	266	3.3	0.4	16	0.9	0.7		○
アップルパイ	332	2.8	19.1	16	0.5	0.2		△
いちごショートケーキ	200	4.3	10.7	25	0.5	0.4		△
クッキー(小4枚)	186	1.9	9	11	0.2	0.1		△
シュークリーム	242	6	12.9	79	0.9	0.8		△
チョコレートケーキ	395	7.4	19.4	91	1.7	1.1		△
レアチーズケーキ	217	4	18.8	30	0.1	0.3		△
ドーナツ(フレンチクルーラー)	170	1.4	11.1	22	0.2	0.1		△
ハンバーガー	260	13.3	9.6	31	1.1	1.5	一番シンプルなものを選ぶ	○
フライドポテト(S)	249	2.9	13.2	4	0.6	0.3	5,6本味わう程度にする	△
シェイク	216	2.6	15.4	80	0.2	0.3		△

出典:「クローン病　症状が落ち着いたとき　外食の目安と選び方」(東京山手メディカルセンター 高添正和、東京医科歯科大学 斎藤恵子)

外食メニュー チェックリスト

料理名	エネルギー(kcal)	たんぱく質(g)	脂質(g)	カルシウム(mg)	鉄(mg)	亜鉛(mg)	コメント	注意の程度
かけうどん	283	9.1	2.6	36	0.8	0.4	そうめんもほぼ同じ	○
きつねうどん	389	13.2	10.9	110	1.8	1		△
月見そば	440	17.6	9.2	88	4.6	2.2		○
月見うどん	387	12.3	7.8	58	2.6	1.2		○
煮込みうどん	315	12.1	4.8	21	0.8	1.1		○
ざるそば	361	12.9	2.8	38	2.3	1.2	体調が悪いときはうどんにする	○
天ぷらそば	515	19.7	18.3	48	2.3	1.5	かき揚げは避ける	△
冷やし中華	478	20.3	8.9	73	3	2.3		○
焼きそば	640	22.1	24.2	95	1.5	2.2	肉の脂身に注意	×
しょうゆラーメン	486	21.6	9.5	86	2.2	2	スープは残す。他のラーメンは脂質量が多い	○
すし(10貫)	467	23.2	5.6	55	1.9	2.1	いか・たこは控える	○
サンドイッチ	377	13	16.4	119	1.3	1.6	マヨネーズ・バターは控える	△
カルボナーラ	830	25.7	45.1	114	3.6	3.7		×
ペスカトーレスパゲティ	680	32	25	120	3.8	3.1	いか・貝は残す	×
スパゲティミートソース	593	23	19.7	102	2.4	3.2	ソースを残す	△
たらこスパゲティ	524	19.4	25	35	1.7	2.9		×
ハヤシライス	835	21.2	26.8	46	1.5	4.3	ルーを残す	×
まぐろたたき丼	513	26.4	1.2	15	2	2	ねぎとろ丼は脂質が多いので選ばない	○
カレーライス	782	22.7	23.9	45	2	4.7	ルーを残す	×
牛丼	626	17.1	20.4	66	1.7	3.2	脂身は残す	×
うな重	754	33	26	188	1.7	4.7	小ぶりのものにする	×
カツ丼	818	28	29	45	1.9	3.6	カツは半分	×
チャーハン	754	14.2	27.6	36	1.4	2.5	油を減らしてもらう	×
中華丼	673	18.1	18.2	27	0.9	3.5	しいたけ、たけのこ、肉の脂身に注意	△
親子丼	652	30.5	16.8	75	2.5	3	鶏肉の皮をとる	△
おにぎり(梅干し)	175	3.2	0.4	12	1	1.4		○
おにぎり(鮭)	184	4.3	0.9	7	0.9	1.4		○
おにぎり(おかか)	177	3.7	0.4	6	0.9	1.4		○
幕の内弁当	830	27.4	26.8	79	3.9	4.8	揚げ物は残す	×
ギョーザ(5個)	360	14	19.3	59	1.4	1.7	焼きより蒸し、または水ギョーザ	△
シューマイ(4個)	185	10	6.4	13	0.8	1.2	肉より海鮮に	○
しゃぶしゃぶ	449	27.6	26.4	263	3.9	5.5	脂肪の少ない部位	×
すき焼き	433	26.8	23.9	214	4	5	肉類の脂、きのこ類に注意	×
ステーキ(サーロイン240g)	713	32.7	56	29	3	5.7	100g程度にする。和牛は避ける	×
酢豚	329	11.7	21.8	28	0.7	1.9		

クローン病・潰瘍性大腸炎 Q&A

Q 日常生活で気をつけることはありますか？

A 食事に気をつけることは基本です。ストレスは再燃の要因になるので、ストレスをためないようにしましょう。十分な睡眠をとり、疲れをためないことも大事です。お酒は寛解期には適量なら飲んでも問題ありません。

Q クローン病と潰瘍性大腸炎の食事の違いは？

A クローン病は食事が再燃や寛解に深くかかわっているので、寛解期にも食事の基本を守る必要があります。潰瘍性大腸炎は再燃時時はクローン病の食事療法に準じますが、寛解期は食物繊維など厳しい食事制限はありません。成長期の子どもに過度な食事制限をしないようにしましょう。

Q 栄養療法とは、どういうものですか？

A クローン病では症状に応じて栄養療法が用いられます。栄養療法には大別して点滴で栄養剤を投与する方法と、経口（経鼻）により栄養剤を摂取する方法があります。栄養療法は栄養を補うだけでなく症状の改善や寛解期の持続にもつながります。

Q クローン病を悪化させないためには？

A クローン病では以下の悪化因子を遠ざけることも重要です。①喫煙。喫煙は症状を悪化させたり、再燃しやすくし、手術後の再発率も高くなります。②感染症。細菌やウイルスなどによる腸炎に注意を。③非ステロイド性抗炎症薬（NSAIDs）。鎮痛剤は腸に炎症を起こすことがあります。④過度な胆汁酸の排出。病院で腸に刺激となる胆汁酸を吸着する薬（コレスチラミン）を処方することもあります。

Q 生の魚は食べてもいいのでしょうか。

A 体調のよいときには生の魚を食べても問題はありませんが、心配なときは加熱して食べましょう。青魚にはEPAやDHAが豊富に含まれています。貝類はカキを除いて消化が悪いので避けます。カキも加熱して食べましょう。

Q 「指定難病」というのはどういう意味？

A クローン病も潰瘍性大腸炎も、原因がわからず治療法も確立していないため、長期療養が必要な病気のひとつとして難病法により「指定難病」とされ、医療費助成の対象になっています。治療法がない難病、ということではなく、近年は治療法も進歩しています。

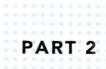

PART 2

クローン病・潰瘍性大腸炎の
毎日おいしいごはん

PART2では、クローン病・潰瘍性大腸炎の人の食事の基本をベースに、おいしくてかんたんに作れるレシピをご紹介します。メインのおかず、ごはんもの、デザートや体調が悪いときのレシピまで。体調と相談しながら、いろいろ組み合わせて楽しんでください。

材料は体調に合わせアレンジOK

レシピは脂質や不溶性食物繊維の少ない食材を使い、油を控えた調理法で作っています。材料や味つけは体調などに合わせて調節したり、鶏肉を豚ヒレ肉にかえるなどアレンジしても。

低脂肪、低刺激など調理のポイントも

各レシピには低脂肪、低刺激レシピの調理のポイントや、食材の使い方のアドバイスが「POINT」として載っています。ぜひ、調理の参考にしてください。

エネルギー、脂質、食物繊維の量を明記

各レシピには1人分のカロリー、たんぱく質、脂質、食物繊維の量を明記しているので、1日の食事の脂質の量が考えやすくなっています。脂質のとりすぎも防げます。

身近な食材を使った
安心ごはん
魚・カキ

食事性抗原になりにくい魚。特に脂質の少ない白身魚は
おすすめの食材です。炎症を抑える作用のある
DHA、EPAが豊富な青魚も適量を食卓に。
消化の悪い貝類の中でもカキは例外。栄養豊富なおすすめ食材です。

白身魚

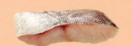
まだい（天然）
1切れ（80g）
4.6g

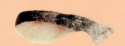
たら
1切れ（80g）
0.2g

きんめだい
1切れ（120g）
10.8g

青魚

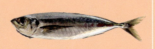
まあじ
中1尾（80g）
3.6g

まさば
1切れ（120g）
20.2g

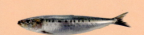
いわし
中1尾（40g）
3.7g

主な魚、カキの脂質量

カキ
殻つき2個（50g）
1.1g

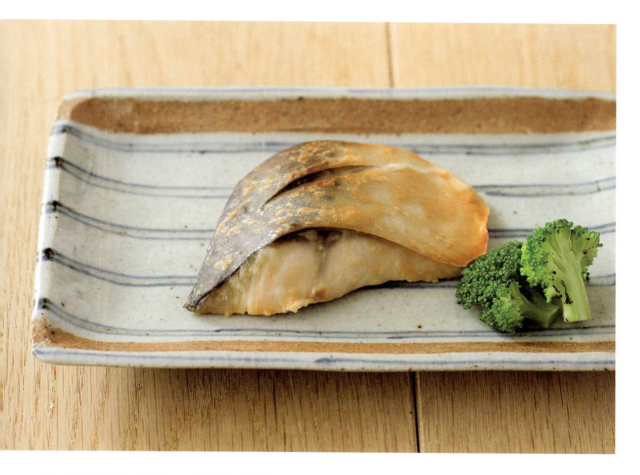

ヨーグルト入りのみそ床で、まろやかな味わいに
さばのヨーグルトみそ焼き

1人分
177kcal

たんぱく質 … 14.2g
脂質 ……… 10.8g
食物繊維 … 1.1g

[材料・2人分]

さば…2切れ（60g×2）
ブロッコリー…40g
プレーンヨーグルト…大さじ1と1/2

A | みそ…大さじ1/2
　| みりん…小さじ1

[作り方]

1 ヨーグルトはキッチンペーパーを敷いたざるに入れ、15分ほどおいて水けをきる。

2 1とAをポリ袋に入れてまぜ、皮に切り目を入れたさばを入れて全体にからめ、一晩冷蔵庫におく。

3 ブロッコリーはラップで包み、電子レンジ（600W）で30秒加熱し、さばとともにグリルで焼く。

魚はさわらやたい、きんめだい、たらなどでもOK。

あっさりしたたいの刺し身を手作りドレッシングで
たいのお刺し身サラダ

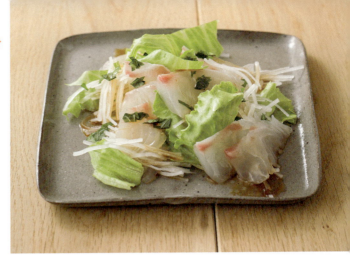

[材料・2人分]

たい（刺し身用・さく）
…140g
大根…100g
レタス…30g（1枚）
青じそ…2枚
塩…少々

ドレッシング
しょうゆ…小さじ2
酢…小さじ1
オリーブ油…小さじ1/2
砂糖…小さじ1/6
わさび…少々

[作り方]

1 たいは薄切りにし、塩を振る。大根はせん切りにし、レタスは食べやすくちぎる。青じそはみじん切りにする。
2 1を器に盛り合わせ、まぜ合わせたドレッシングを回しかける。

1人分
126kcal

たんぱく質 … 15.2g
脂質 ……… 5.3g
食物繊維 … 0.8g

POINT
脂肪の少ないたいにはドレッシングに少量の油をプラス。刺し身はまぐろの赤身やすずきなど、好みのものでも。

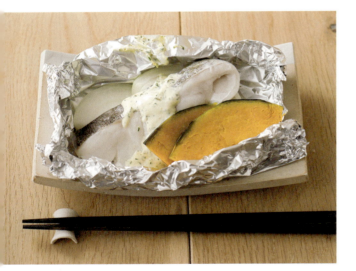

マイルドなパセリ&にんにく風味のソース
たらのホイル焼き

[材料・2人分]

生だら…2切れ（80g×2）／玉ねぎ…50g（1/4個）
かぼちゃ…100g／塩…小さじ1/5
こしょう…少々／オリーブ油…小さじ1/4
A｜低カロリーマヨネーズ…小さじ4
　｜パセリのみじん切り…小さじ1/2
　｜にんにくのみじん切り…少々

[作り方]

1 たらは塩、こしょうを振る。玉ねぎはくし形切りにする。かぼちゃはラップで包み、電子レンジ（600W）で1分30秒加熱し、薄切りにする。
2 25cm長さのアルミホイルを2枚用意し、それぞれ中央に油を薄く塗り、玉ねぎ、たら、かぼちゃの各半量をのせ、Aをまぜ合わせてかける。ホイルをとじ、オーブントースターで15分焼く。

1人分
139kcal

たんぱく質 … 15.5g
脂質 ……… 2.6g
食物繊維 … 2.2g

POINT
ソースには低カロリーマヨネーズを使用。かぼちゃは電子レンジで加熱してからホイル焼きにすることで、短時間でもやわらかくなる。

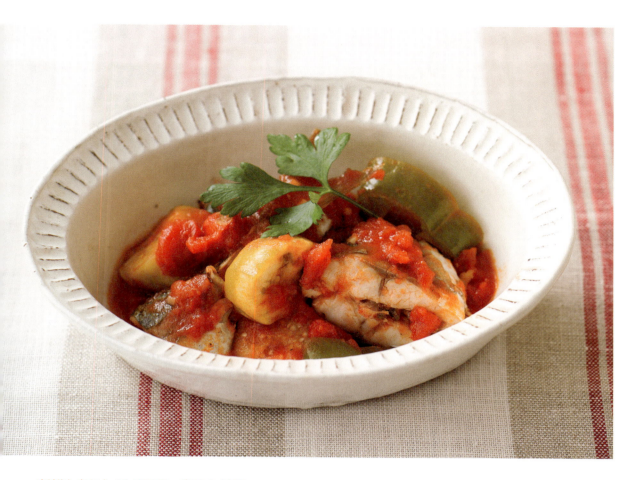

新鮮なあじをイタリア風の煮込み料理で

あじのトマト煮

[材料・2人分]

あじ…2尾（80g×2）
なす…80g（1個）
ピーマン…30g（1個）
トマト水煮缶（カット）…100g
にんにくのみじん切り…1/4かけ分
オリーブ油…小さじ1と1/2
ローリエ…1枚
塩、こしょう…各適量

[作り方]

1 あじはぜいごをそぎ、頭と内臓をとって洗う。水けをふいてぶつ切りにし、塩、こしょう各少々を振る。あじの骨が気になる人は3枚おろしにしても。なすは皮をむいて輪切りにする。ピーマンは輪切りにする。トマトは裏ごしをして種をとる。

2 フライパンに油を熱し、あじを入れて焼き、にんにく、なす、ピーマンを加えてさっと炒め合わせる。水1/2カップ、トマト、ローリエ、塩小さじ1/3、こしょう少々を加えまぜ、ふたをして中火から弱火で7〜8分煮る。器に盛り、あればイタリアンパセリを添える。

1人分
149kcal

たんぱく質 … 16.7g
脂質 ……… 6.8g
食物繊維 … 1.7g

魚はたら、すずきなどの切り身でも。鶏ささ身やむね肉を使ってもおいしい。

多めに作って、お弁当にも
白身魚の西京焼き

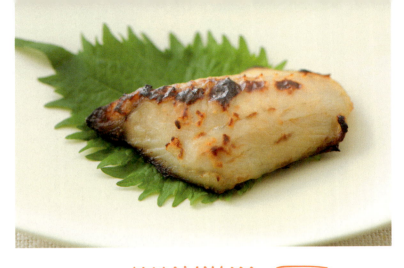

[材料・1人分]

さわら…30g
A｜みそ、砂糖…各小さじ1/2
　｜酒…小さじ1
青じそ…1枚

[作り方]

1 Aをポリ袋に入れ、袋の上から手でもんでまぜ合わせる。
2 さわらを1に入れ、みそを全体に行き渡らせ、袋の空気を抜いて口をとじ、30分以上おく。
3 2のみそを軽くぬぐい、グリルで香ばしく焼き、青じそを敷いた器に盛る。

1人分
60kcal

たんぱく質 … 6.2g
脂質 ……… 3.0g
食物繊維 … 0.1g

POINT
魚はたいや鮭などでもOK。袋の中でみそ漬けにした状態で冷凍保存もできるので多めに作っておくと便利。

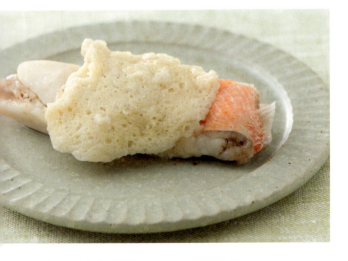

山いもを合わせて消化促進&スタミナアップ
きんめだいのじょうよ蒸し

[材料・1人分]

きんめだい…60g　　　A｜だし…小さじ1
やまといも…30g　　　　｜しょうゆ…小さじ1/2
卵白…10g　　　　　　　｜みりん…小さじ1/3
塩…少々　　　　　　　　｜塩…少々

[作り方]

1 きんめだいは塩を振り、10分ほどおく。
2 やまといもは皮をむいてすりおろす。卵白は角が立つくらい泡立てる。
3 ボウルに2とAを入れ、まぜ合わせる。
4 1の水けをふきとって耐熱皿に入れ、3をのせ、ラップをかけて電子レンジ(600W)で3分加熱する。

1人分
141kcal

たんぱく質 … 13.2g
脂質 ……… 5.5g
食物繊維 … 0.7g

POINT
じょうよ蒸しはやまといものすりおろしを使う蒸し物のこと。なければ長いももOK。魚はたら、たいなどでもおいしい。

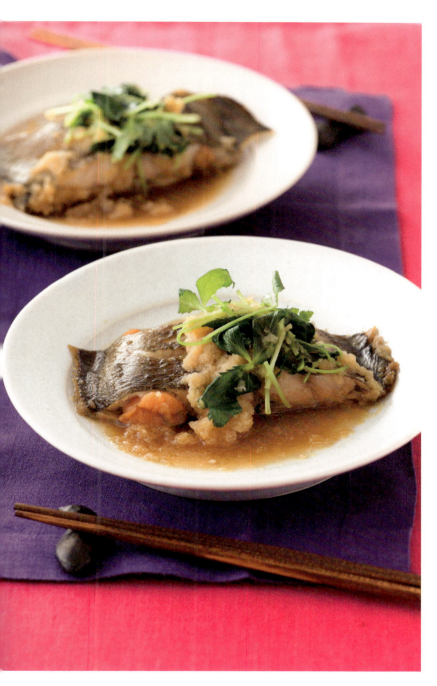

大根おろしで煮汁を
からめやすく

かれいのおろし煮

[材料・2人分]

かれい…2切れ(70g×2)

A │ しょうゆ…大さじ2と1/2
  │ みりん…大さじ2
  │ 酒、砂糖…各大さじ1

大根おろし…1/2カップ
三つ葉…1/2束

[作り方]

1 かれいは水けをふき、皮目に浅く切り目を入れる。
2 大根おろしはざるに入れて自然に水けをきる。三つ葉は2～3cm長さに切る。
3 フライパンに水1と1/3カップ、Aを入れて火にかけ、煮立ったらかれいの皮目を上にして並べ入れ、再び煮立ったらスプーンで煮汁を回しかける。アルミホイルで落としぶたをし、途中で2～3回、煮汁をかけながら6～7分煮る。
4 大根おろし、三つ葉を加え、さっと煮て器に盛る。

1人分
183kcal

たんぱく質 … 14.2g
脂質 ……… 3.8g
食物繊維 … 1.1g

煮魚は汁けが少ないと身がしっとりとせず、食べにくいもの。たっぷりの煮汁プラス大根おろしで、魚にしっかりからむようにする。

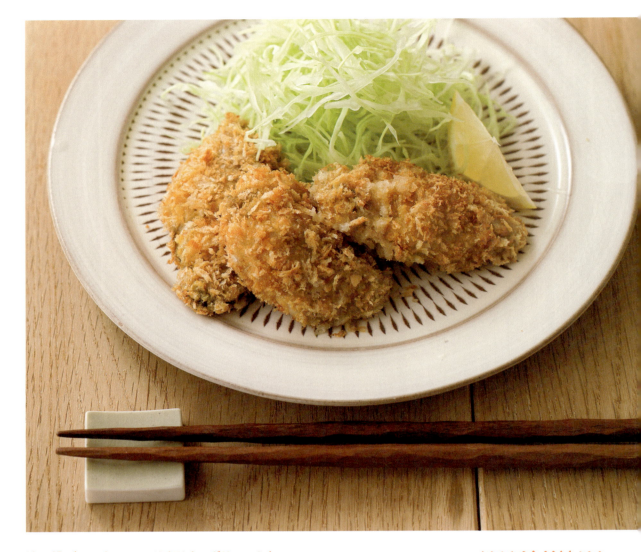

油で揚げていないのにサクサク。ボリュームも

カキフライ

1人分
112kcal

たんぱく質 … 7.6g
脂質 ……… 3.4g
食物繊維 … 0.9g

[材料・2人分]

カキ…150g（6個）
生パン粉…20g
キャベツのせん切り…60g（1枚分）
オリーブ油…小さじ1/2
塩、こしょう…各少々
小麦粉…適量
とき卵…1/4個分
パルメザンチーズ…小さじ1/2
レモン…小2切れ

[作り方]

1 フライパンに油を弱火であたため、パン粉をきつね色に炒り、細かく砕く。

2 カキは洗って水けをふき、塩、こしょうをし、小麦粉、チーズをまぜた卵、1の順につける。

3 オーブンペーパーを敷いた天板に、2を並べ、220度に予熱したオーブンで10分焼く。器に盛り、キャベツ、レモンを添える。

※オーブントースターを使う場合は8分焼く

 POINT

パン粉をフライパンで香ばしく炒ることで、少量の油でカキフライが楽しめる。衣の卵に加えたチーズでコクをプラス。

やわらかく煮たかぶ、ゆずの香りがやさしい
カキとかぶのゆず風味煮

[材料・2人分]

カキ…150g（6個）
かぶ…160g（2個）
かぶの葉…10g
かたくり粉…少々

A | だし…3/4カップ
　 | しょうゆ、みりん…各小さじ1
　 | 塩…小さじ1/6

ゆずの皮のせん切り…少々

[作り方]

1 カキは洗い、水けをきる。かぶは皮をむきくし形切りにし、葉はゆでて刻む。
2 鍋にA、かぶを入れ、ふたをして火にかけ、煮立ったら弱火にして煮る。
3 かぶがやわらかくなったら、カキにかたくり粉を薄くまぶして入れ、さらに4〜5分煮て火を通す。ゆずの皮を加え、器に盛り、かぶの葉を散らす。

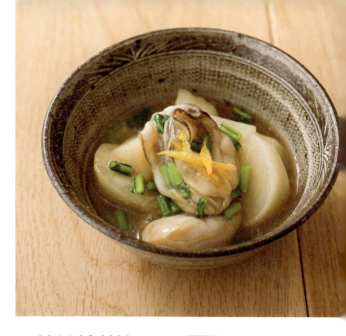

1人分
80kcal
たんぱく質 … 6.0g
脂質 ……… 1.1g
食物繊維 … 1.3g

POINT
かぶはやわらかく煮て、よりおなかにやさしく。カキはかたくり粉をまぶすことでうまみを閉じ込める。

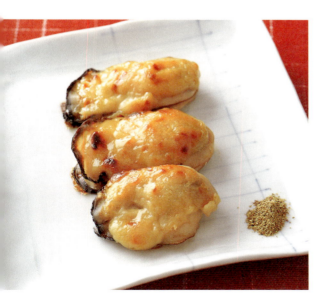

カキのコクのあるうまみはみそと相性抜群
カキのみそ焼き

[材料・1人分]

カキ…75g（3個）

A | 白みそ…小さじ1
　 | みりん、砂糖…各小さじ1
　 | 酒…少々

粉ざんしょう…適量

[作り方]

1 カキは周りの黒い部分を断ち切るように隠し包丁を入れ、熱湯をかけてざるに上げ、水けをきって耐熱皿に並べる。
2 Aをよくまぜて1に塗り、オーブントースターで焼き色がつくまで5分くらい焼く。器に盛り、粉ざんしょうを添える。

1人分
84kcal
たんぱく質 …5.6g
脂質 ……… 1.2g
食物繊維 … 0.3g

POINT
カキは不足しがちな亜鉛や鉄、カルシウムなどのミネラルを多く含む。

身近な食材を使った
安心ごはん
鶏

動物性たんぱく質の豊富な肉の中でも
鶏肉は、脂質も少ないのでおすすめです。
脂質はもも、むね、ささ身の順に多く、
主に皮に含まれているので皮はとって調理しましょう。

鶏の部位別脂質量

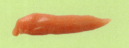
鶏ささ身
1本(50g)
0.4g

鶏ひき肉（むね）
卵大ひとかたまり(50g)
3.0g

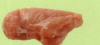
鶏むね（皮あり）
(100g)
5.9g

皮なしだと

鶏むね（皮なし）
(100g)
1.9g

鶏もも（皮あり）
(100g)
14.2g

皮なしだと

鶏もも（皮なし）
(100g)
5.0g

鶏レバー
1羽分(50g)
1.6g

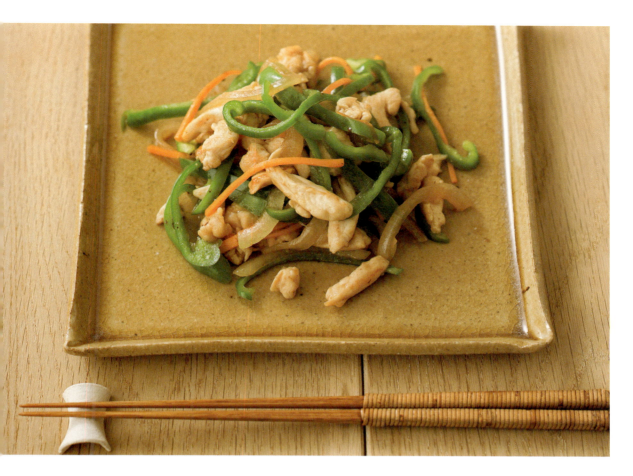

野菜を電子レンジで下調理して炒めるのがコツ
ささ身の青椒肉絲風
(チンジャオロース)

1人分 149kcal

たんぱく質 … 19.6g
脂質 ……… 3.8g
食物繊維 … 1.7g

[材料・2人分]

鶏ささ身…160g（3本）
ピーマン…90g（3個）
玉ねぎ…50g（1/4個）
にんじん…20g
塩、こしょう…各少々
酒…小さじ1
かたくり粉…小さじ1
にんにくの薄切り…1枚
キャノーラ油…小さじ1
ごま油…小さじ1/2

A　しょうゆ…小さじ1と1/2
　　オイスターソース…小さじ1/2
　　砂糖…2つまみ

[作り方]

1. 玉ねぎ、にんじん、ピーマンはせん切りにし、耐熱皿に入れ、ごま油、塩少々をまぜ、ふんわりラップをかけて電子レンジ（600W）で40秒加熱する。

2. ささ身は細切りにし、塩、こしょう各少々、酒、かたくり粉で下味をつける。にんにくはせん切りにする。

3. フライパンにキャノーラ油を熱し、ささ身、にんにくを入れて炒め、火が通ったら1の野菜を加えて炒め合わせ、まぜ合わせたAを加えて炒める。

野菜は炒める前に電子レンジで加熱するので、少量の油で炒めることができる。ごま油を少量加えることで、コクと香りがアップ。

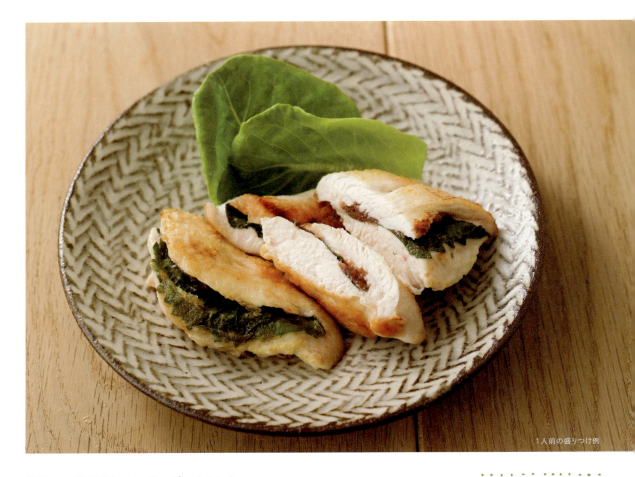

1人前の盛りつけ例

梅干しの酸味としその香りがアクセント
ささ身の梅しそおかかサンド

1人分
100kcal

たんぱく質 … 19.1g
脂質 ……… 1.7g
食物繊維 … 0.5g

[材料・2人分]

鶏ささ身…160g（3本）
しょうゆ…小さじ1/2
梅干し…1/2個
削り節…1/4パック（1g）
青じそ…3枚
オリーブ油…小さじ1/2
サラダ菜…2枚

[作り方]

1 ささ身は一口大のそぎ切りにし、厚みに切り込みを入れ、しょうゆを振ってもむ。梅干しは種を除いて細かくたたき、削り節とまぜる。青じそは半分に切る。

2 ささ身の切り込みに青じそ、梅おかかをはさむ。

3 フライパンを熱して油をひき、2を入れ中火から弱火で両面を焼いて火を通す。器にサラダ菜と盛り合わせる。

> POINT
>
> 梅干しの酸味、削り節のうまみ、しその香りで、あっさりとしたささ身が、おいしく食べられる。お弁当のおかずにも。

やわらかく煮ながら味を含ませて
ささ身となすの煮込み

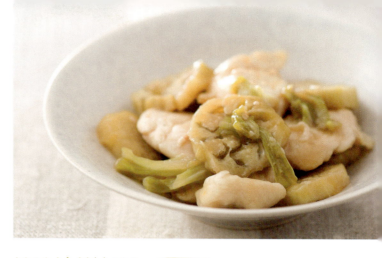

[材料・2人分]

鶏ささ身…80g
なす…60g
キャベツ…30g
A | だし…240mℓ
　| みそ…小さじ1
かたくり粉…少々

[作り方]

1 ささ身は小さめのそぎ切りにする。キャベツはゆでて細切りにする。なすは皮をむいて輪切りにする。
2 鍋にAを入れて煮立て、1を加えて煮る。ささ身の色が変わって野菜がしんなりしたら、水少々でといたかたくり粉を加えてとろみをつける。

1人分
65kcal
たんぱく質 … 10.5g
脂質 ……… 0.6g
食物繊維 … 1.1g

 POINT
なすの皮はむいて使う。また、なすは新鮮なもののほうが、やわらかい。

鶏肉のうまみが白菜にしみ込む
鶏つくねと白菜のやわらか煮

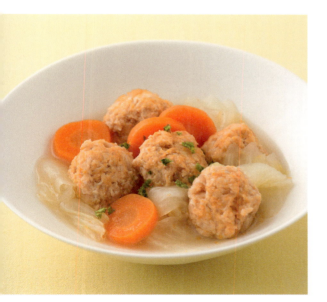

[材料・2人分]

鶏むねひき肉
…100g
白菜…120g
にんじん…40g
A | パン粉…大さじ2
　| 牛乳…小さじ2
　| 玉ねぎ(みじん切り)…小さじ2
　| トマトケチャップ…小さじ2
　| 塩、こしょう…各少々
顆粒コンソメ…小さじ1
塩、こしょう…各少々
パセリ(みじん切り)…少々

[作り方]

1 白菜は葉と芯に切り分け、葉はざく切り、芯は一口大のそぎ切りにする。にんじんは輪切りにする。Aのパン粉は牛乳と合わせる。
2 ボウルにひき肉とAを入れてまぜ、一口大に丸める。
3 鍋に水3/4カップとコンソメ、にんじんを入れて煮立て、白菜を加えて煮る。やわらかくなったら、2を加えてさらに煮て、塩、こしょうで味をととのえる。
4 器に盛り、パセリを散らす。

1人分
113kcal
たんぱく質 … 12.1g
脂質 ……… 3.5g
食物繊維 … 1.5g

POINT
鶏ひき肉はむね肉やささ身のものを使う。白菜の繊維が気になるなら白菜は葉の部分のみを使っても。

卵をまぶしたむね肉は
しっとりした焼き上がり
チキンピカタ

[材料・2人分]

鶏むね肉（皮なし）…140g
卵…小1個
塩…小さじ1/8
こしょう…少々
小麦粉…適量
オリーブ油…小さじ1
トマトケチャップ…小さじ2
レタス…30g（1枚）

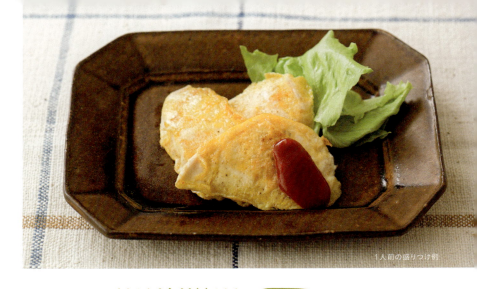

1人前の盛りつけ例

[作り方]

1. 鶏肉はそぎ切りにして、塩、こしょうを振り、小麦粉を全体に薄くまぶす。
2. フライパンに油を熱し、とき卵をからめた**1**を並べ入れ、弱火で両面を焼く。残った卵を再度からめて焼き、火を通す。レタスとともに器に盛り、ケチャップを添える。

1人分
149kcal

たんぱく質 … 19.5g
脂質 ……… 5.7g
食物繊維 … 0.3g

加熱するとかたくなりがちなむね肉は、小麦粉と卵でコーティングすることで、しっとりやわらかく仕上がる。

食欲をそそるローズマリーとバルサミコの香り
チキンステーキ
バルサミコソース

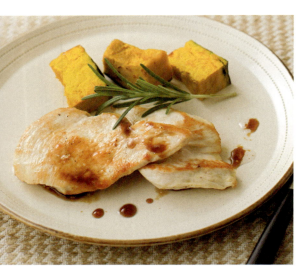

[材料・2人分]

鶏むね肉（皮なし）…160g
かぼちゃ…100g
塩…小さじ1/6
こしょう…少々
ローズマリー…1/2枝

にんにくの薄切り…2枚
オリーブ油…小さじ1
バルサミコソース
しょうゆ…小さじ1
バルサミコ酢、はちみつ、
　オリーブ油…各小さじ1/2

[作り方]

1. 鶏肉はそぎ切りにし、塩、こしょうを振る。フライパンに油小さじ1/2を熱し、鶏肉、にんにく、ローズマリーを入れ、中火で鶏肉の両面をきつね色に焼いて火を通す。
2. かぼちゃはラップで包み、電子レンジ（600W）で1分30秒加熱し、角切りにする。フライパンに残りの油を熱し表面を焼く。
3. ソースの材料をまぜ合わせる。**1**、**2**を皿に盛り、ソースをかける。

1人分
175kcal

たんぱく質 … 19.8g
脂質 ……… 4.9g
食物繊維 … 1.8g

あっさり味のむね肉にローズマリーで香りをつけてアクセントに。ソースにはコクのあるバルサミコ酢を使用。

むね肉の料理は煮すぎないのがコツ
親子煮

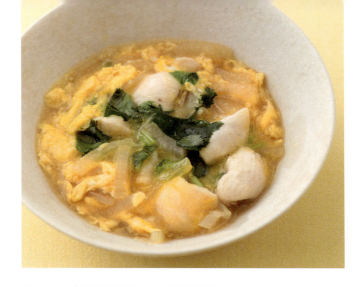

[材料・2人分]

鶏むね肉（皮なし）
　…80g
とき卵…1個分
玉ねぎ…1/3個
三つ葉…少々
酒、かたくり粉
　…各少々

A｜だし…1カップ
　｜薄口しょうゆ、みりん
　｜　…各小さじ2

[作り方]

1　鶏肉は一口大のそぎ切りにし、酒、かたくり粉を振ってなじませる。玉ねぎは横に薄切りにし、三つ葉は刻む。
2　鍋にAと玉ねぎを入れ、やわらかくなるまで煮る。鶏肉を少しずつ加え、火が通ったら、とき卵を回し入れて三つ葉を加える。
2　ふたをして、半熟状になるまで1〜2分蒸らす。

1人分
124kcal

たんぱく質 … 13.4g
脂質 ……… 3.4g
食物繊維 … 0.6g

POINT

パサつきがちな鶏むね肉に、かたくり粉をまぶすことで、しっとりやわらかく仕上がり、口当たりもよくなる。

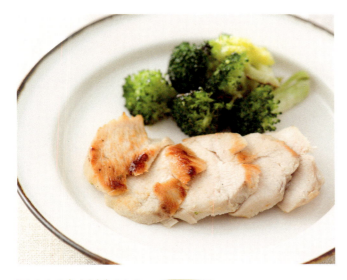

スープで蒸し焼きにするから、しっとり
鶏むね肉のバターソテー

[材料・2人分]

鶏むね肉（皮なし）…80g
ブロッコリー…40g
顆粒コンソメ…小さじ1/4
バター…4g

[作り方]

1　ブロッコリーは小房に分けてゆでる。
2　フライパンにバターをとかして鶏肉を焼き、肉の周囲の色が変わったら裏返す。水小さじ1でといたコンソメを回し入れ、肉全体にからめながら火を通す。
3　鶏肉を食べやすく切って器に盛り、ブロッコリーを添える。

1人分
71kcal

たんぱく質 … 10.3g
脂質 ………… 2.5g
食物繊維 …… 0.9g

POINT

少量のバターだけで焼くと焦げつきやすいが、スープを入れて蒸し焼きにするので、焦げつきにくく、しっとり火が通る。

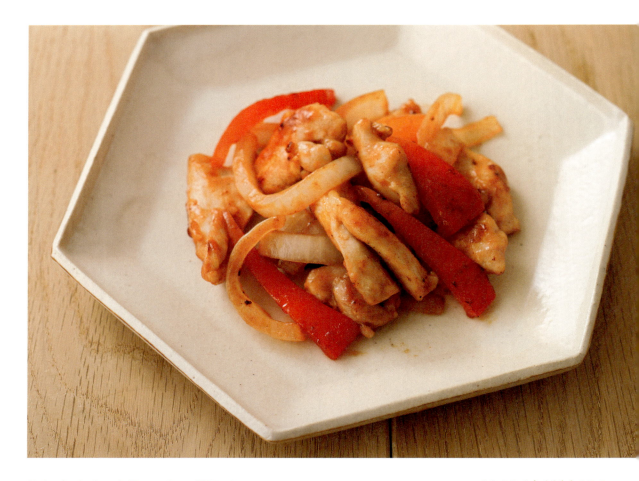

仕上げに加える少量のバターが隠し味
鶏肉と玉ねぎ、パプリカのケチャップしょうゆ炒め

1人分
156kcal

たんぱく質 … 14.4g
脂質 ……… 6.4g
食物繊維 … 1.3g

[材料・2人分]

鶏もも肉（皮なし）…140g
玉ねぎ…50g（1/4個）
パプリカ…90g（1/2個）
A ┃ 酒…小さじ1
　┃ 塩、こしょう…各少々
　┃ かたくり粉…小さじ1
オリーブ油…小さじ1
トマトケチャップ…大さじ1
しょうゆ…小さじ1
バター…小さじ1/2

[作り方]

1　鶏肉は細切りにし、**A**を振りまぜる。

2　玉ねぎは横に薄切りに、パプリカは細めの乱切りにし、耐熱皿に入れてまぜ、ふんわりラップをかけて電子レンジ（600W）で40秒加熱する。

3　フライパンに油を熱し、鶏肉を両面を焼いて火を通す。ケチャップ、しょうゆを加えてまぜ、**2**、バターを加えて炒め合わせる。

玉ねぎ、パプリカは炒める前に電子レンジで加熱することで、火の通りがよくなる。仕上げに少量のバターを加えて風味をアップ。

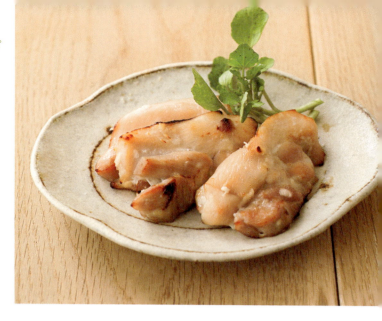

塩麹効果で鶏肉がやわらかくうまみもアップ
鶏ももの塩麹漬け焼き

[材料・2人分]

鶏もも肉（皮なし）…140g
塩麹…大さじ1
みりん…小さじ1
クレソン…2本

[作り方]

1 鶏肉は薄切りにし、塩麹、みりんをもみ込み、1時間ほどおく。
2 グリルの中火で8〜10分焼く。器に盛り、クレソンを添える。

1人分
110kcal

たんぱく質 … 13.8g
脂質 ……… 3.5g
食物繊維 … 0.1g

POINT
発酵調味料の塩麹にはでんぷんやたんぱく質を分解する働きがあり、肉をやわらかくし、うまみを増す。豚ヒレ肉を使っても。

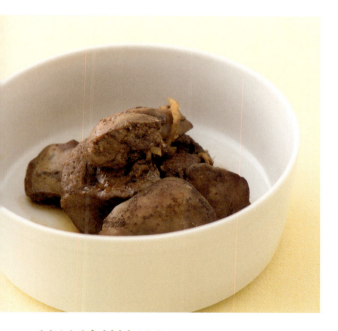

しょうがとソースの風味でクセをカット
鶏レバーの甘辛煮

[材料・作りやすい分量・4人分]

鶏レバー…200g
しょうがのせん切り…1かけ分
酒…1/4カップ
しょうゆ…大さじ1
ウスターソース…大さじ1/2
みりん…大さじ1

[作り方]

1 鶏レバーは水にさらして血抜きし、一口大に切る。
2 鍋に材料をすべて入れ、煮立ったら落としぶたをして、弱火で15分ほど汁けが少なくなるまで煮る。1/4量を器に盛る。

1人分
87kcal

たんぱく質 … 9.9g
脂質 ……… 1.6g
食物繊維 … 0.1g

POINT
不足しやすい鉄分を多く含むレバー。ビタミンCの豊富な食材といっしょにとると鉄分の吸収が高まる。

身近な食材を使った
安心ごはん
豆腐

豆腐は植物性たんぱく質が豊富で消化もよい食品です。
カロリーの高い厚揚げや油揚げは脂質が多いので、
しっかり油抜きをして使いましょう。

木綿豆腐
1丁(300g)
12.6g

絹ごし豆腐
1丁(300g)
9.0g

厚揚げ
1枚(240g)
27.1g

油揚げ
1枚(20g)
6.9g

豆腐、
大豆製品の
脂質量

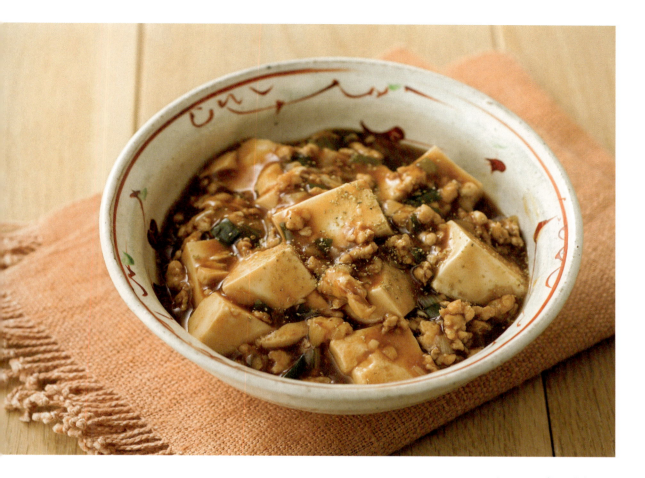

甜麺醤のコクとうまみ、香味野菜の味わい
辛くない麻婆豆腐

[材料・2人分]

絹ごし豆腐…200g(2/3丁)
鶏ひき肉(むね肉)…50g
にんにくのみじん切り…薄切り1枚分
しょうがのみじん切り…薄切り1枚分
ねぎのみじん切り…1/4本分
ごま油…小さじ1

A｜しょうゆ、酒…各小さじ2
　｜中華スープのもと…小さじ1/4

甜麺醤(テンメンジャン)…小さじ1
かたくり粉…小さじ1
粉ざんしょう…少々

[作り方]

1 豆腐はキッチンペーパーの上に置いて水をきり、角切りにする。

2 フライパンに油を熱し、ひき肉を炒め、にんにく、しょうがを加えて、さらに炒める。

3 2に甜麺醤を加えて炒め合わせ、水1/2カップとAを加えて煮立て、豆腐、ねぎを入れる。再び煮立ったら、弱火にして2～3分煮、小さじ2の水でといたかたくり粉を加えてとろみをつけ、ひと煮立ちさせる。器に盛り、粉ざんしょうを振る。

1人分 139kcal

たんぱく質 … 11.2g
脂質 ……… 7.7g
食物繊維 … 0.8g

唐辛子は使わず、にんにく、ねぎ、しょうがの香味野菜と甜麺醤で麻婆らしさを出したレシピ。粉ざんしょうは体調に合わせて調節を。

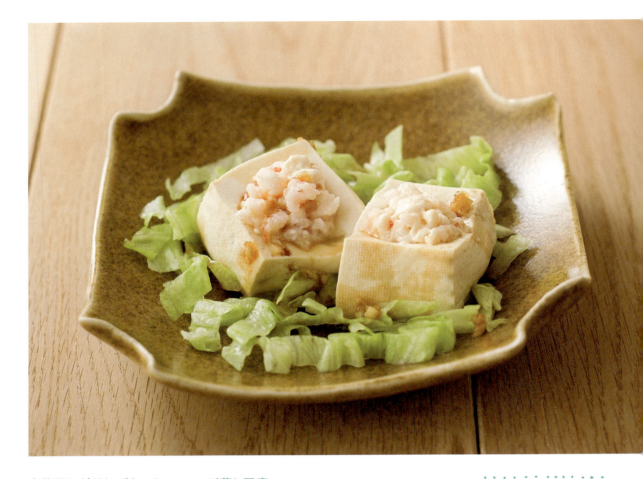

中華風ねぎだれがおいしい、レンジ蒸し豆腐

えび蒸し豆腐

[材料・2人分]

木綿豆腐…200g（2/3丁）
えび…30g（3尾）
塩、こしょう…各少々
レタス…30g（1枚）

A │ しょうゆ…小さじ2
　│ 酢、ごま油…各小さじ1/2
　│ ねぎのみじん切り…小さじ1/2

[作り方]

1　豆腐はキッチンペーパーにのせて水けをきり、4つに切る。まん中をスプーンで少しくりぬく。

2　えびは背わたを除き、殻をむいて細かくたたく。塩、こしょう、くりぬいた豆腐とまぜ合わせ、豆腐に詰める。

3　耐熱皿に並べ、ふんわりラップをかけて電子レンジ（600W）で3分加熱する。せん切りにしたレタスと器に盛り合わせ、Aをまぜ合わせてかける。

1人分
103kcal

たんぱく質 … 10.4g
脂質 ……… 5.3g
食物繊維 … 0.6g

たれに少量のごま油を加えて香りをプラス。レタスはゆでたキャベツにかえても。

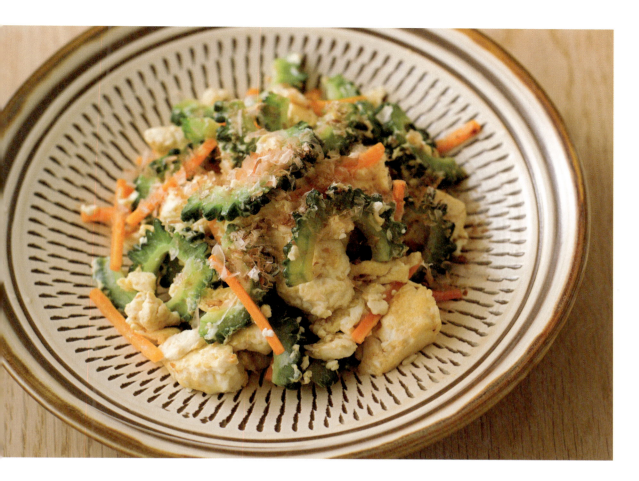

ビタミンC、たんぱく質。栄養バランスのいい一皿

ゴーヤーチャンプルー

1人分 143kcal

たんぱく質 … 9.6g
脂質 ……… 8.8g
食物繊維 … 1.9g

[材料・2人分]

木綿豆腐…50g（1/6丁）
ゴーヤー…100g
にんじん…20g
卵…1個
にんにくの薄切り…1枚
オリーブ油…小さじ1と1/2

A ┃ 酒…小さじ2
　┃ しょうゆ…小さじ1
　┃ 塩…小さじ1/5

削り節…1/2パック（2g）

[作り方]

1　豆腐はキッチンペーパーで包み、軽く重しをして15分おく。ゴーヤーは縦半分に切り、スプーンで種とわたをこそげ落とし、薄切りにする。にんじんはせん切りにし、さっとゆでる。

2　フライパンに油小さじ1/2を熱し、豆腐を一口大に割り入れ、きつね色に焼いてとり出す。残りの油を足して熱し、にんにく、ゴーヤー、にんじんを炒め、ゴーヤーがしんなりしたら豆腐を戻し入れる。Aを加えて味をととのえ、割りほぐした卵を回し入れてさっと炒め合わせる。器に盛り、削り節を振る。

ビタミンCが豊富なゴーヤー。ゴーヤーは薄切りにし、塩少々をまぶし数分おいて、水洗いをすると苦みが少なくなる。ただし、狭窄のある人は注意を。

削り節をたっぷりまぶし、
ポン酢しょうゆで
豆腐の土佐焼き

[材料・1人分]

木綿豆腐…100g（1/3丁）
とき卵…1/2個分
削り節…1/2パック（2g）
ねぎ…2cm
小麦粉…大さじ1/2
キャノーラ油…1g
ポン酢しょうゆ…小さじ1

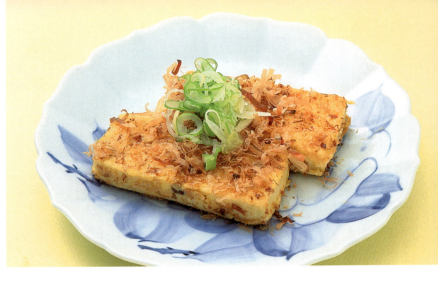

[作り方]

1. 豆腐は水きりして厚みを半分に切る。削り節はから炒りする。ねぎは小口切りにして水にさらし、水けをしぼる。
2. 豆腐に小麦粉、とき卵をつけ、フライパンに油を熱して両面を色よく焼く。器に盛り、削り節をまぶしてねぎをのせ、ポン酢しょうゆをかける。

1人分
154kcal

たんぱく質 … 12.3g
脂質 ……… 7.9g
食物繊維 … 0.8g

カルシウムの豊富な木綿豆腐に削り節を加えて、さらにカルシウムがアップ。

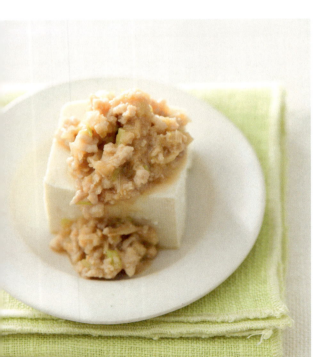

甘辛の肉みそが冷たい豆腐にマッチ
肉みそがけ冷ややっこ

[材料・2人分]

絹ごし豆腐…100g（1/3丁）　A｜酒…大さじ2
鶏ひき肉…20g　　　　　　　｜みそ、砂糖…各小さじ1
ねぎ（みじん切り）…20g　　｜しょうゆ…小さじ1/2

[作り方]

1. ひき肉、ねぎをAとともに小鍋に入れ、数本の菜箸でまぜながら火にかけ、肉がポロポロになるまで炒る。
2. 豆腐の水けをきって器に盛り、1をのせる。

1人分
75kcal

たんぱく質 … 5.3g
脂質 ……… 2.3g
食物繊維 … 0.5g

肉みそをかけることで豆腐がボリュームアップ。豆腐は木綿でもOK。みそは赤みそでも。多めに作って冷凍するのもおすすめ。ごはんにかけても。

骨までやわらかなさば缶で、手軽にカルシウムを
さば缶と豆腐のレンジ蒸し

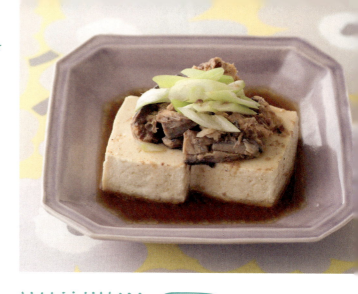

［材料・2人分］

木綿豆腐…150g（1/2丁）
さば水煮缶…1缶（190〜200g）
ねぎ…10cm
酒…大さじ2

［作り方］

1. さばはあらくほぐし、酒大さじ1を加えて軽くまぜる。ねぎは斜め薄切りにする。
2. 豆腐は4等分の角切りにして耐熱皿に盛り、さば、ねぎをのせる。さばの缶汁に酒大さじ1をまぜてかけ、ラップをする。
3. 電子レンジ（600W）で1分10秒加熱する。

1人分 258kcal
たんぱく質 … 25.1g
脂質 ……… 13.3g
食物繊維 …… 0.8g

さば缶は味がついているので調理が簡単。いわし、さんまなどの缶詰でも。ねぎはやわらかな芯の部分を使うと、よりおなかにやさしい。

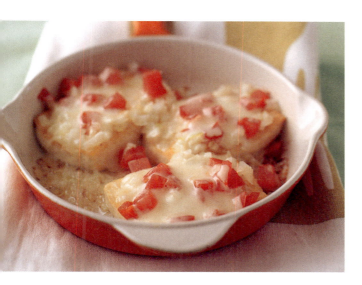

淡泊な豆腐にはコクのあるチーズがぴったり
豆腐のチーズ焼き

［材料・2人分］

木綿豆腐…300g（1丁）　玉ねぎ…50g（1/4個）
塩、こしょう…各少々　　トマト…100g（小1個）
小麦粉…適量　　　　　　ピザ用チーズ…20g
キャノーラ油…大さじ1/2

［作り方］

1. 豆腐は端から6枚に切り、キッチンペーパーではさんで水けをきる。玉ねぎはあらみじんに切り、トマトは1cm角に切る。
2. 豆腐に塩、こしょうを振り、小麦粉を薄くまぶす。
3. フライパンに油を熱して豆腐を並べ入れ、両面をこんがりと焼く。玉ねぎ、トマト、チーズをのせ、ふたをしてチーズがとけるまで3〜4分焼く。

1人分 209kcal
たんぱく質 … 13.5g
脂質 ……… 12.3g
食物繊維 …… 1.6g

トマトは皮をむき、種をとると、残渣が少ない。ピザ用チーズは低脂肪のものを使うと脂質が抑えられる。

カルシウム豊富で胃にやさしい
しらすおろしがけ冷ややっこ

[材料・1人分]

木綿豆腐…1/2丁（150g）
しらす干し…大さじ1
大根おろし…大さじ2
しょうゆ…小さじ2

[作り方]

1 豆腐は軽く水けをきり、器に盛る。大根おろしは軽く水けをきる。
2 大根おろしとしらすをあえ、しょうゆをかけて豆腐にのせる。

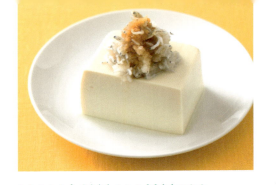

1人分
124kcal

たんぱく質 … 11.8g
脂質 ……… 6.4g
食物繊維 … 0.9g

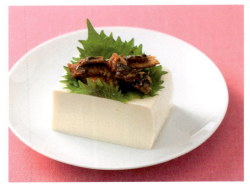

ビタミンAやDHAもたっぷり！
さんまのかば焼きのせ 冷ややっこ

[材料・1人分]

木綿豆腐…1/2丁（150g）
さんまのかば焼き缶
　…1切れ
青じそ…1枚

[作り方]

1 豆腐は軽く水けをきり、器に盛る。さんまのかば焼きは一口大にほぐす。
2 豆腐に、青じそをのせ、その上にかば焼きをのせる。

1人分
164kcal

たんぱく質 … 14.3g
脂質 ……… 9.6g
食物繊維 … 0.6g

抗酸化作用で注目。鮭のアスタキサンチン
鮭フレークのせ 冷ややっこ

[材料・1人分]

木綿豆腐…1/2丁（150g）
鮭フレーク（市販）
　…大さじ1
おろししょうが
　…小さじ1/2
青じそ…1枚

[作り方]

1 豆腐は軽く水けをきり、器に盛る。青じそは適当な大きさにちぎる。
2 鮭フレークとしそをまぜ合わせ、豆腐にのせ、しょうがを添える。

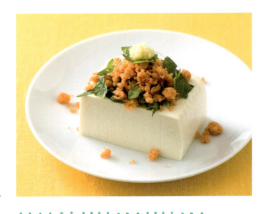

1人分
147kcal

たんぱく質 … 12.4g
脂質 ……… 9.2g
食物繊維 … 0.7g

ほうれん草を加えてビタミン・ミネラルもプラス
厚揚げのおろし煮

[材料・2人分]

厚揚げ…120g（1/2枚）
大根…150g
ほうれん草…40g

A｜だし…1/2カップ
　｜みりん…小さじ2
　｜しょうゆ…小さじ1
　｜塩…小さじ1/6
　｜かたくり粉…小さじ1/2

[作り方]

1 鍋に湯を沸かし、厚揚げは熱湯に通して油抜きをし、横半分に切り、さらに1cm幅に切る。ほうれん草はゆでて3cm長さに切る。大根はおろして水けをきる。

2 鍋にAを合わせて煮立て、厚揚げを入れてふたをし、煮立ったら弱火にして5分ほど煮る。小さじ1の水でといたかたくり粉を加えてとろみをつけ、ほうれん草、大根おろしを加え、ひと煮立ちさせる。

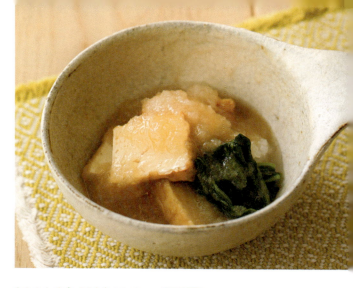

1人分
126kcal

たんぱく質 … 7.5g
脂質 ………… 6.9g
食物繊維 … 1.9g

POINT
厚揚げはしっかり油抜きをするのがポイント。味もしみやすく脂質も抑えられる。ほうれん草は繊維が気になるときは葉先を使う。

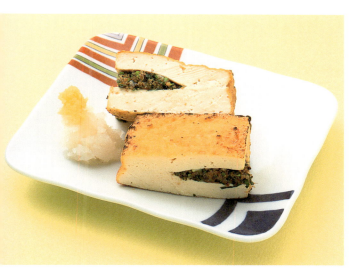

厚揚げのカリッとした歯ごたえを楽しむ
厚揚げのはさみ焼き

[材料・1人分]

厚揚げ…120g（1/2枚）
万能ねぎ（みじん切り）
　…1本分

A｜削り節…1/3パック
　｜しょうゆ…数滴

大根おろし…大さじ3強
おろししょうが…少々
しょうゆ…小さじ2/3

1人分
165kcal

たんぱく質 … 12.2g
脂質 ………… 11.4g
食物繊維 ……… 1.3g

POINT
グリルではなくオーブントースターで焼いてもOK。厚揚げは豆腐よりもカロリーが高く、ボリュームもある。

[作り方]

1 厚揚げは半分に切り、熱湯をかけて油抜きし、厚みに切り込みを入れる。

2 万能ねぎとAをまぜて1にはさみ、グリルで焼く。

3 大根おろしとしょうがを添え、しょうゆをかける。

身近な食材を使った
安心ごはん
卵

卵は必須アミノ酸（体内で合成できず食べ物からとる必要のあるアミノ酸）を
バランスよく含み、ビタミン類も豊富。
消化もよい食材ですが、脂質が多いので、
とりすぎないように気をつけて活用しましょう。

卵
Mサイズ1個（50g）
5.2g

卵黄のみ
Mサイズ1個分（15.5g）
5.2g

卵白のみ
Mサイズ1個分（34.5g）
微

卵の脂質量

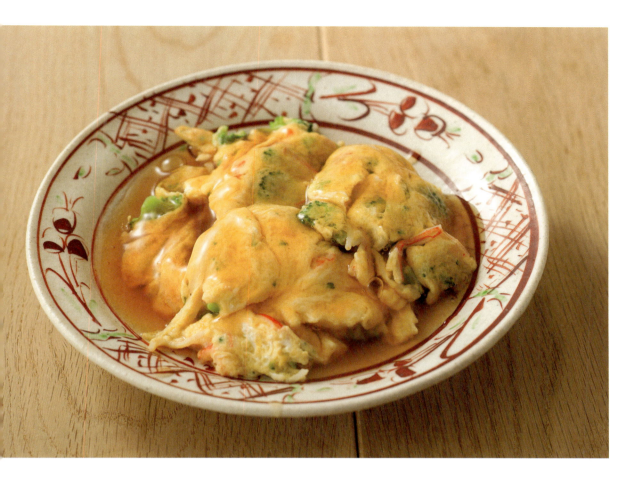

かにかまを使ったかに玉。ごはんにのせても

かに玉

1人分 139kcal

たんぱく質 … 8.8g
脂質 ……… 7.4g
食物繊維 … 1.4g

[材料・2人分]

卵…2個
かに風味かまぼこ…2本(18g)
ブロッコリー…60g
ねぎのみじん切り…1cm分
塩、こしょう…各少々
キャノーラ油…小さじ1

A　鶏ガラスープのもと
　　…2つまみ
　　砂糖…大さじ1
　　酢…小さじ2
　　しょうゆ…小さじ1
　　塩…少々

かたくり粉…小さじ2/3

[作り方]

1　かにかまは長さを半分に切り、ほぐす。ブロッコリーは小房に分けてゆで、さらに食べやすく小さめに切る。

2　ボウルに卵を割りほぐし、塩、こしょう、**1**、ねぎを加えてまぜる。

3　フライパンに油を熱し、**2**を流し入れる。まぜながら半熟状になったら平らにならし、4つに分けて返す。両面を焼いたら器にとり出す。

4　フライパンに水1/2カップとAを入れてまぜながら煮立て、小さじ1と1/2の水でといたかたくり粉でとろみをつけ、ひと煮立ちさせて**3**にかける。

POINT

かに風味かまぼこを使って作るかに玉。ごはんにのせて天津飯にしてもおいしい。

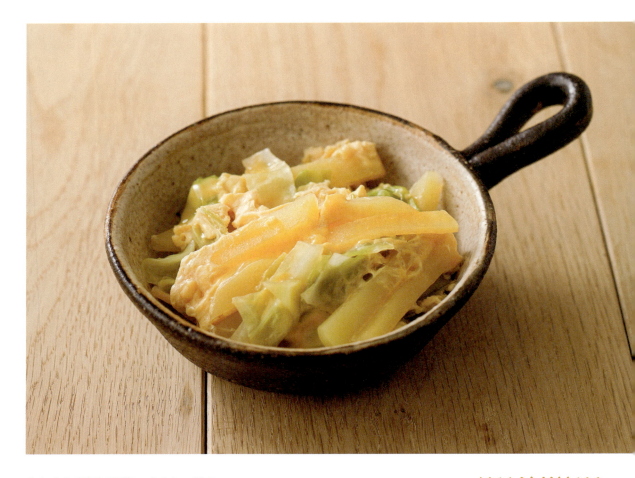

やわらかく煮た野菜のやさしい甘み

じゃがいもとキャベツの卵とじ煮

1人分
155kcal

たんぱく質 … 8.2g
脂質 ……… 5.3g
食物繊維 … 1.6g

[材料・2人分]

卵…2個
じゃがいも…160g（小2個）
キャベツ…60g（1枚）

A だし…1/2カップ
　しょうゆ…小さじ1
　砂糖…大さじ1/2
　塩…小さじ1/6

[作り方]

1　じゃがいもは皮をむき、短冊切りにして水にさらす。キャベツは大きめの短冊切りにする。

2　鍋に1とAを入れ、ふたをして火にかけ、煮立ったら弱火にして10分煮る。じゃがいもがやわらかくなったら割りほぐした卵を回し入れ、ふたをして火を止め、好みのかたさにとじる。

じゃがいもとキャベツはだしでやわらかく煮てから卵でとじるので、おなかにやさしい。キャベツは薄切りの玉ねぎにかえても。

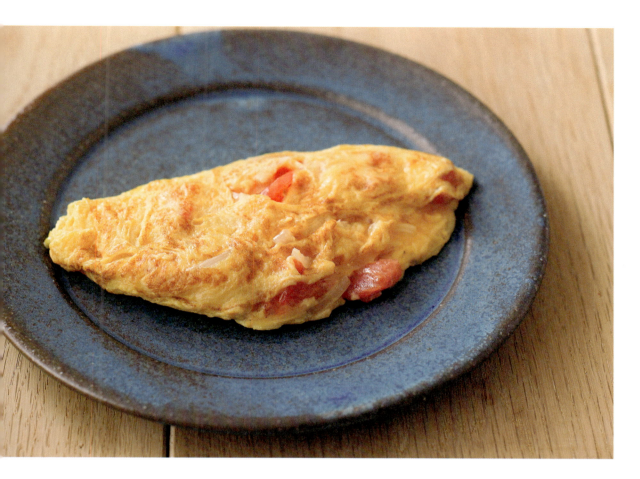

火を加えたトマトの甘みと酸味がアクセント

トマトオムレツ

1人分
114kcal

たんぱく質 … 6.5g
脂質 ……… 8.2g
食物繊維 … 0.5g

[材料・2人分]

卵…2個
玉ねぎ…30g
トマト…60g (1/2個)
オリーブ油…小さじ1と1/2
塩…小さじ1/6
こしょう…少々

[作り方]

1 玉ねぎは短めの薄切りに、トマトは湯むきをし、種をとって乱切りにする。

2 フライパンに油小さじ1/2を熱して玉ねぎを炒め、水大さじ2を加え、中火でまぜながらやわらかくなるまで火を入れ、トマトを加えさっと炒める。

3 ボウルに卵を割りほぐし、塩、こしょう、2を加えてまぜる。

4 小さめのフライパンに小さじ1/2の油をひき、2の半量を流し入れて半熟状になるまでまぜながら焼き、オムレツの形にととのえる。残り半量も同様に焼く。

トマトは皮をむき、種をとって使用。玉ねぎは水を加え蒸らしながら炒めることで、やわらかくなる。

マグカップと電子レンジでかんたんに作れる温泉卵
レンジ卵のおろしポン酢かけ

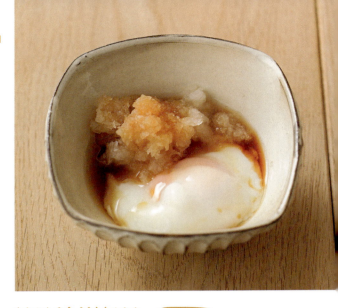

[材料・2人分]

卵…2個
大根…100g

A ┃ だし…小さじ2
  ┃ しょうゆ…小さじ1と1/2
  ┃ 酢…小さじ1/2

[作り方]

1 マグカップに水1/2カップを入れ、卵1個を割り入れる。黄身に竹ぐしで穴をあけ、電子レンジ(600W)で1分加熱する。もう1個も同様に作り、水けをきって器に入れる。

2 大根はすりおろして水けをきり、1にのせ、Aをまぜてかける。

1人分
87kcal

たんぱく質 … 6.7g
脂質 ……… 5.2g
食物繊維 … 0.6g

POINT
竹串で黄身に穴をあけるときは、1カ所だけあける。穴をあけないとレンジ内で破裂するので要注意。

卵にまぜたパルメザンチーズが隠し味
アスパラと玉ねぎの卵炒め

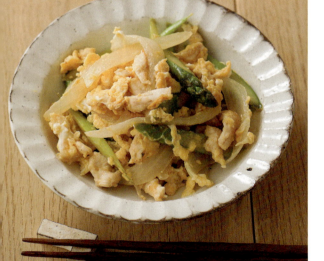

1人前の盛りつけ例

[材料・2人分]

卵…2個
鶏ささ身…50g(1本)
グリーンアスパラガス
　…52g(4本)
玉ねぎ…100g(1/2個)
パルメザンチーズ
　…小さじ1と1/2
塩、こしょう…各適量
オリーブ油
　…小さじ1と1/2

[作り方]

1 アスパラは根元を落とし、かたい部分の皮をむき、斜め薄切りにする。

2 玉ねぎは薄切りにして耐熱皿に入れ、油小さじ1/2をまぜ、ふんわりラップをかけて電子レンジ(600W)で1分30秒加熱する。ささ身は細切りにし、塩、こしょう各少々を振る。卵はほぐし、チーズをまぜる。

3 フライパンに残りの油を熱し、ささ身を炒め、火が通ったら、玉ねぎ、アスパラを加えて炒め、塩小さじ1/6を振りまぜる。卵を加え炒め合わせる。

1人分
161kcal

たんぱく質 … 13.7g
脂質 ……… 8.9g
食物繊維 … 1.3g

POINT
アスパラガスの皮は、まないたに横に置き、ピーラーを使うとむきやすい。油の量が少ないので粉チーズでコクをプラス。

甘辛味と彩りのよさが食欲をそそります
ほうれん草とにんじんの卵とじ

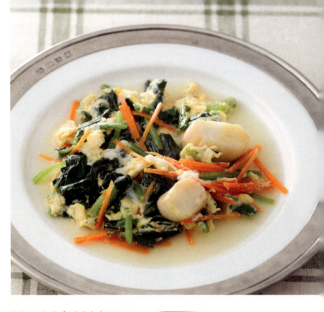

[材料・1人分]

卵…1個
ほうれん草…30g
にんじん…10g
小町麩…2個（1g）

A│ だし
　　…1/2カップ
　砂糖
　　…小さじ2/3
　しょうゆ
　　…小さじ1/2

[作り方]

1 ほうれん草はゆでて水にとり、水けをしぼって3㎝長さに切る。にんじんは細切りにし、麩は水でもどす。

2 鍋にAとにんじんを入れて煮て、にんじんがやわらかくなってきたら、ほうれん草をほぐして入れ、水けをしぼった麩を入れ、ひと煮立ちさせる。

3 卵をときほぐして2に回し入れ、半熟程度に火を通す。

1人分
101kcal

たんぱく質 … 7.7g
脂　質 ……… 5.3g
食物繊維 … 1.1g

POINT
ほうれん草は繊維が気になるときには葉のみ使用する。

2色のそぼろと絹さやで彩りよく
ひき肉と卵のそぼろ丼

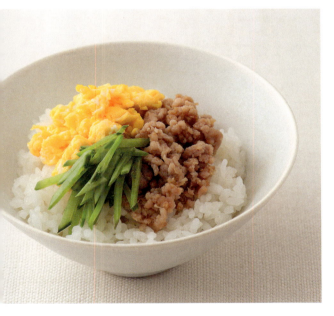

[材料・1人分]

とき卵…1/2個分
鶏ひき肉…30g
絹さや…3枚
あたたかいごはん
　　…150g

A│ 塩、砂糖…各少々
B│ しょうゆ、みりん、酒
　　…各小さじ1/2

[作り方]

1 鍋にとき卵とAを入れ、数本の菜箸でまぜながら火にかけ、細かいそぼろ状に炒る。

2 ひき肉にBを加えてまぜ、別の鍋に入れて卵と同様に炒る。

3 絹さやは筋をとり、塩を加えた湯でやわらかくゆでる。水けをきり、斜めにせん切りにする。

4 器にごはんを盛り、卵と肉のそぼろをのせ、絹さやを添える。

1人分
351kcal

たんぱく質 … 13.8g
脂　質 ……… 4.8g
食物繊維 … 0.8g

POINT
卵も肉そぼろも、油を全く使わないレシピ。フッ素樹脂加工の鍋を使うとこびりつかず作りやすい。

やわらかくて消化のよい麩を主役に
小松菜と麩の卵とじ

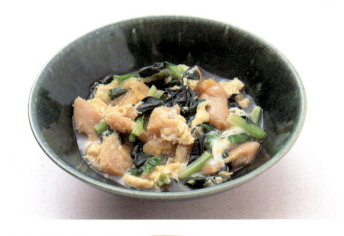

[材料・1人分]

卵…1個
小町麩…8個
小松菜（青菜ならなんでも）…30g（1株）

A｜めんつゆ（2倍濃縮）…小さじ2
　｜みりん…小さじ1
　｜しょうゆ…小さじ1/2

[作り方]

1　麩は水でもどし、水けをしぼる。小松菜は食べやすく切り、卵はときほぐす。
2　鍋にAと水1/2カップを煮立てて麩、小松菜を加え、火が通ったら卵を回し入れてとじる。

1人分 121kcal

たんぱく質 … 8.4g
脂質 ……… 5.3g
食物繊維 … 0.7g

POINT
青菜は繊維が気になるときは葉の部分のみを使用する。

鶏ささ身とほうれん草入り。熱々を
あんかけ茶わん蒸し

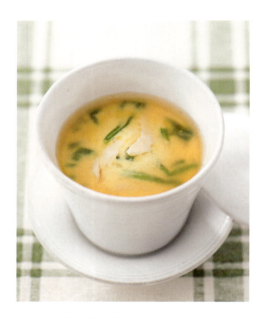

[材料・1人分]

卵…1個
鶏ささ身…10g
ほうれん草…10g

A｜だし…大さじ2
　｜薄口しょうゆ…小さじ1/4
　｜塩…少々

B｜だし…1/2カップ
　｜しょうゆ、みりん…各小さじ1/2
　｜かたくり粉…小さじ1/4

[作り方]

1　ささ身はそぎ切りにする。ほうれん草はゆでて水にとり、水けをしぼって短めに切る。
2　ボウルに卵をときほぐし、Aを加えてよくまぜ、器に注いで1を散らすように入れる。
3　蒸気の上がった蒸し器に2を入れ、10分蒸す。
4　小鍋にBを入れてまぜながら煮立て、とろみをつけ、蒸し上がった3にかける。

蒸し器がなければふたのできる鍋を用意し、底にキッチンペーパーを敷き、具材を入れた器にアルミホイルでふたをして入れ、熱湯を容器の1/3の高さまで注ぐ。鍋にふたをして強火にかけ、2～3分して表面が白くなったら、弱火にして鍋のふたをずらし、10～12分蒸す。

1人分 103kcal

たんぱく質 … 9.4g
脂質 ……… 5.3g
食物繊維 … 0.3g

POINT
高温で蒸し続けるとスが入るので、80～90度を保つようにふたをずらす。ふたと鍋の間に菜箸をはさんでもいい。

ノンオイル ドレッシング&たれ

マヨネーズやドレッシング、市販のたれ類は、脂質が多く含まれているものも多いので、時間があれば手作りを。サラダだけでなく、肉や魚料理などにも。脂質控えめの料理をおいしく引き立ててくれます。

青じそドレッシング

香りときれいなグリーンが食欲をそそる

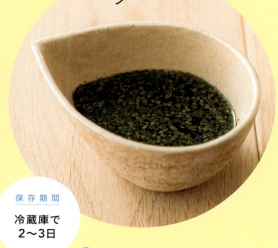

保存期間 冷蔵庫で2〜3日

[材料・作りやすい分量]

青じそ…5枚
だし…大さじ3
しょうゆ…大さじ1
酢…小さじ2
砂糖…小さじ1

[作り方]

青じそはみじん切りにし、ほかの材料とまぜ合わせる。

[こんな料理に]

鶏肉のソテー、ゆで鶏、蒸し鶏、焼き魚、魚のソテー、蒸した魚、刺し身、冷ややっこ、サラダ、温野菜サラダなど

梅しょうがドレッシング

梅のさわやかな酸味としょうがの風味

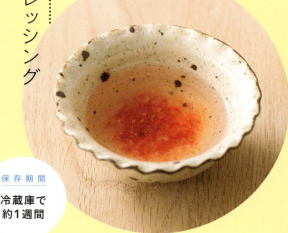

保存期間 冷蔵庫で約1週間

[材料・作りやすい分量]

梅干し…小1個
おろししょうが
　…小さじ1/4
だし…大さじ3
酢…大さじ1と1/2
砂糖…小さじ1
塩…小さじ1/5

[作り方]

梅干しは種を除き、包丁で細かくたたき、ほかの材料とまぜ合わせる。

[こんな料理に]

蒸した魚、蒸し鶏、刺し身、サラダ、温野菜サラダなど

レモンヨーグルトドレッシング

ヨーグルトベースでクリーミー

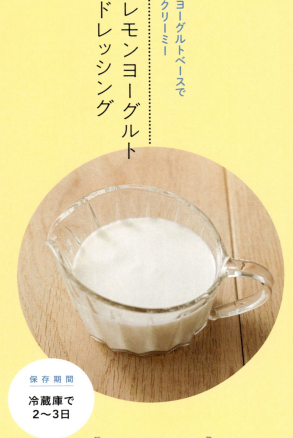

保存期間 冷蔵庫で2〜3日

[材料・作りやすい分量]

プレーンヨーグルト…1/2カップ
レモン汁…小さじ1
はちみつ…小さじ1
塩…小さじ1/6
こしょう…少々

[作り方]

すべての材料をまぜ合わせる。

[こんな料理に]

鶏肉のソテー、ゆで鶏、蒸し鶏、サラダ、温野菜サラダなど

イタリアンドレッシング

バルサミコのコクのあるまろやかな酸味

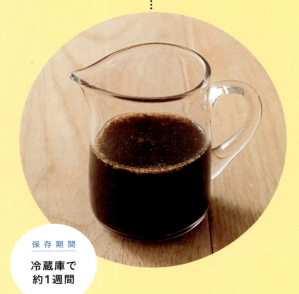

保存期間 冷蔵庫で約1週間

[材料・作りやすい分量]

顆粒コンソメ…少々
バルサミコ酢…小さじ2
酢、はちみつ…各小さじ1/2
塩…小さじ1/6
にんにくのみじん切り…少々
こしょう…少々

[作り方]

1 コンソメは大さじ3の熱湯に入れてとかし、冷ます。
2 残りの材料を加え、まぜ合わせる。

[こんな料理に]

肉のソテー、魚のソテー、サラダ、温野菜サラダなど

中華だれ

香味野菜が効いたたれは鶏肉や豆腐にも

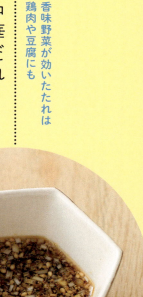

保存期間　**冷蔵庫で2〜3日**

[材料・作りやすい分量]

ねぎ…3cm
にんにくの薄切り…1枚
しょうゆ…大さじ1
酢…小さじ2
オイスターソース…小さじ1
砂糖、すり白ごま…各小さじ1/2
水…大さじ2

[作り方]

ねぎ、にんにくはみじん切りにし、残りの材料とまぜ合わせる。

[こんな料理に]

蒸し鶏、焼き魚、サラダ、温野菜サラダ、冷ややっこ、豆腐ソテーなどに

りんごおろしだれ

りんごと玉ねぎのすりおろしがたっぷり

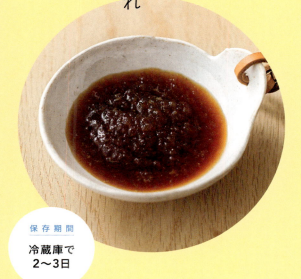

保存期間　**冷蔵庫で2〜3日**

[材料・作りやすい分量]

りんご…30g
玉ねぎ…50g(1/4個)
おろしにんにく…少々
だし…大さじ4
しょうゆ…大さじ3
みりん…大さじ1
砂糖…小さじ1

[作り方]

りんご、玉ねぎはすりおろし、残りの材料と小鍋に入れてまぜ、火にかけひと煮立ちさせる。

[こんな料理に]

鶏肉や豚ヒレ肉のソテー、蒸し鶏、サラダ、温野菜サラダなど

作りおきレシピ

毎日、毎食、おなかにやさしい食事を考えるのはたいへん。
作りおきができて、いろいろ応用できるレシピを
知っていると、楽になります。時間があるときに作り、
お弁当などにも活用を。冷蔵庫で3〜4日保存できます。

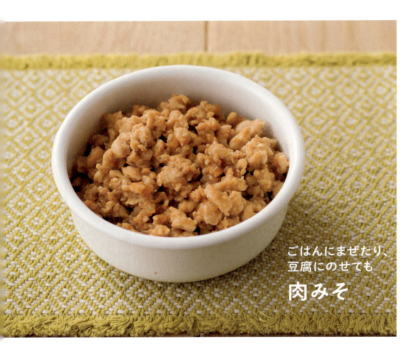

ごはんにまぜたり、
豆腐にのせても
肉みそ

[材料・作りやすい分量]

鶏むねひき肉…150g
玉ねぎ…40g
A | 酒、みそ…各大さじ2
　| 砂糖…大さじ1
ごま油…小さじ1/2

[作り方]

1　玉ねぎは小さめの角切りにする。
2　フライパンに油を熱し、ひき肉を炒め、1を加えて炒める。火を止めAを加えまぜ、再び弱火にかけてねり合わせる。

鶏むねのひき肉を使うことで脂質が抑えられる。玉ねぎを加えることで甘さとしっとり感が出る。

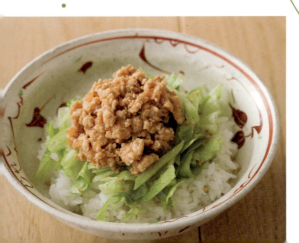

＼ アレンジ ／
ビビンバ

[材料・2人分]

肉みそ…上の1/2量
あたたかいごはん…360g
きゅうり…45g（1/2本）
レタス…30g（1枚）
しょうゆ…小さじ1
ごま油…小さじ1/2
すり白ごま…少々

[作り方]

1　きゅうりは皮をむき、せん切りにする。レタスもせん切りにする。
2　器にごはんを盛り、しょうゆ、油を等分にかける。1と肉みそをのせ、ごまを振る。

1人分 367kcal
たんぱく質 … 13.7g
脂質 ……… 5.0g
食物繊維 … 1.5g

ハーブがほのかに香る 鶏ハム

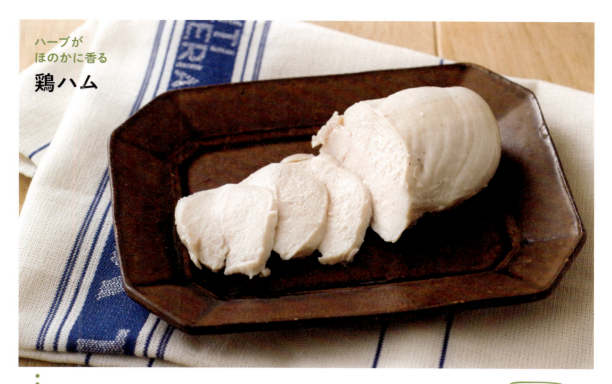

[材料・作りやすい分量]

鶏むね肉（皮なし）…230g
A ┃ 砂糖…小さじ1
　┃ 塩…小さじ1/2弱
　┃ こしょう…少々
ローリエ…1枚
タイム…少々

[作り方]

1. 鶏肉はAをすり込み、冷蔵庫で一晩おく。
2. 1の表面を洗ってローリエ、タイムとともにポリ袋に入れ、空気を抜くように口を閉じる。
3. 鍋に湯を沸かし2を入れ、沸騰させないように(70度くらい)火加減し、20分ゆでてとり出し、冷ます。

POINT

砂糖と塩をすり込むことで、パサつきがちな鶏むね肉がしっとり仕上がる。そのままおかずにしたりサラダやバンバンジーにも。

アレンジ　サンドイッチ

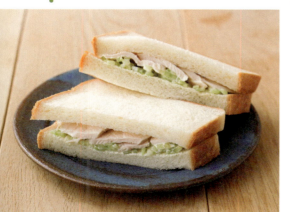

[材料・2人分]

鶏ハム…上の1/2量
食パン（8枚切り）…4枚
きゅうり…45g（1/2本）
塩…少々
低カロリーマヨネーズ…大さじ1
こしょう…少々

[作り方]

1. きゅうりは皮をむいてせん切りにし、塩をまぜて5分ほどおく。水けをしぼり、マヨネーズ、こしょうを加えまぜる。
2. 薄切りにした鶏ハムと1をパンにはさみ、半分に切る。

1人分 326kcal
たんぱく質 … 22.2g
脂質 ……… 6.8g
食物繊維 … 2.4g

ウーロン茶で香ばしく
鶏肉のウーロン茶煮

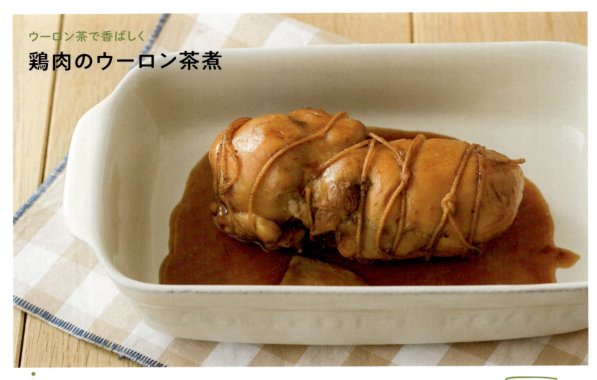

[材料・作りやすい分量]

鶏もも肉（皮なし）…200g
A ｜ ウーロン茶…1/2カップ
　　しょうがの薄切り…2枚
　　酒…大さじ1
　　しょうゆ、砂糖…各小さじ2
塩…少々

[作り方]

1 鶏肉は身側に塩を振り、端から巻いてタコ糸でしばる。
2 小さめの鍋にAを合わせて煮立てる。1を入れてふたをし、再び煮立ったら弱火にして10分煮、上下を返してさらに10分煮る。そのまま冷ます。

POINT
皮のうまみがない分、ウーロン茶で煮ることでウーロン茶の風味が鶏肉に移り、香ばしい味わいに。鶏レバーで作ってもおいしい。

アレンジ
鶏肉ウーロン茶煮のキャベツ炒め

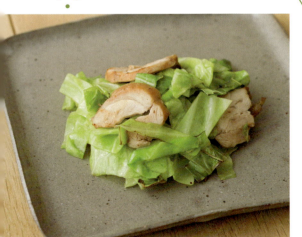

[材料・2人分]

ウーロン茶煮
　…上記の1/2量
キャベツ…120g（2枚）
オリーブ油…小さじ1
塩…少々

[作り方]

1 キャベツは大きめの短冊切りにする。ウーロン茶煮は薄切りにする。
2 フライパンに油を熱してキャベツを炒め、ウーロン茶煮を加えて炒め合わせ、塩で味をととのえる。

1人分 104kcal
たんぱく質 … 3.3g
脂質 ……… 4.6g
食物繊維 … 1.1g

じゃこのだしがきいた甘辛味
じゃこと小松菜の炒り煮

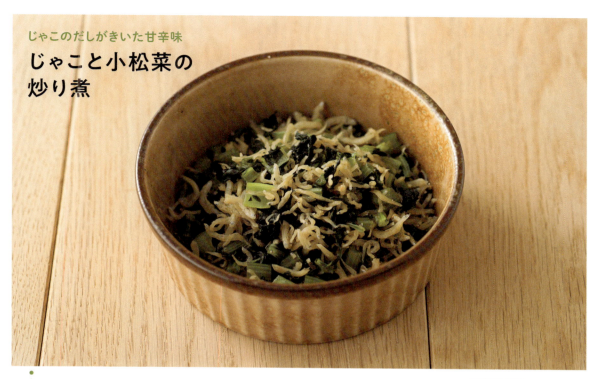

[材料・作りやすい分量]

ちりめんじゃこ…大さじ4
小松菜…100g
A だし…1/4カップ
　しょうゆ、みりん
　　…各小さじ1

[作り方]

1 小松菜はゆでて1cm幅に切る。じゃこは熱湯をかけ水けをきる。

2 鍋に1とAを入れて中火にかけ、まぜながら汁けをとばす。

POINT

ごはんにまぜるだけでもおいしい。小松菜はサラダ用を使うとよりやわらかい。繊維が気になれば葉のみ使っても。

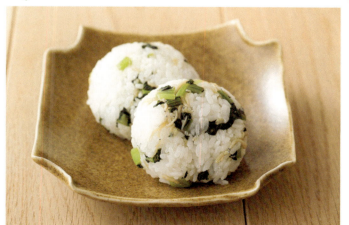

アレンジ
じゃこおにぎり

[材料・2人分]

じゃこと小松菜の炒り煮
　…大さじ4
あたたかいごはん
　…360g
塩…少々

[作り方]

ごはんに炒り煮をまぜ、4等分しておにぎりを作り、まわりに塩少々をつける。

1人分
321kcal

たんぱく質 … 7.1g
脂質 ……… 0.7g
食物繊維 … 1.0g

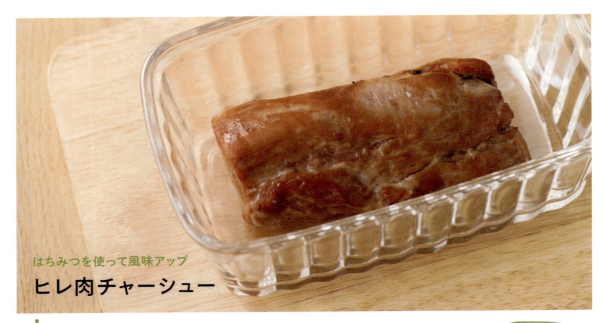

はちみつを使って風味アップ
ヒレ肉チャーシュー

[材料・作りやすい分量]

豚ヒレ肉（かたまり）…200g
A しょうゆ…大さじ1
　はちみつ…大さじ1/2
　酒…小さじ1
　しょうがの薄切り…2枚
　ねぎ（青い部分）…4cm
　八角（あれば）…1かけ
　こしょう…少々
はちみつ…小さじ1

[作り方]

1. 豚肉はフォークなどを刺して全体に穴をあける。ポリ袋にAとともに入れ、空気を抜くように閉じて一晩冷蔵庫でおく。
2. 1を室温にもどし、汁けをきって200度に予熱したオーブンで20分焼く。はちみつを全体に塗り、さらに5分焼く。

POINT
脂質の少ない豚ヒレを使ったチャーシュー。はちみつを使うことで肉をやわらかくするとともに、甘みとコクもプラスされる。

\アレンジ/
チャーハン

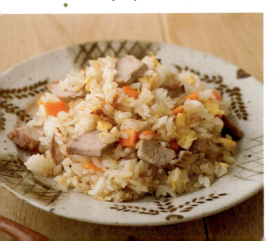

[材料・2人分]

チャーシュー…上記の1/4量
あたたかいごはん…400g
ねぎ…25g（1/4本）
にんじん…30g
卵…1個
ごま油…小さじ1/2
キャノーラ油…小さじ1
A しょうゆ…小さじ1
　オイスターソース…小さじ1/2
　塩…小さじ1/3
　こしょう…少々

[作り方]

1. ねぎはあらみじんに切る。にんじんは薄い角切りにしてゆでる。チャーシューは薄切りにし、さらに食べやすく切る。
2. フライパンにキャノーラ油を熱し、ときほぐした卵を入れてさっとまぜ、ごはんを加えて炒める。
3. にんじん、チャーシュー、ねぎを加えて炒め合わせ、Aとごま油を加えまぜる。

1人分 457kcal
たんぱく質…9.4g
脂質………7.1g
食物繊維…1.3g

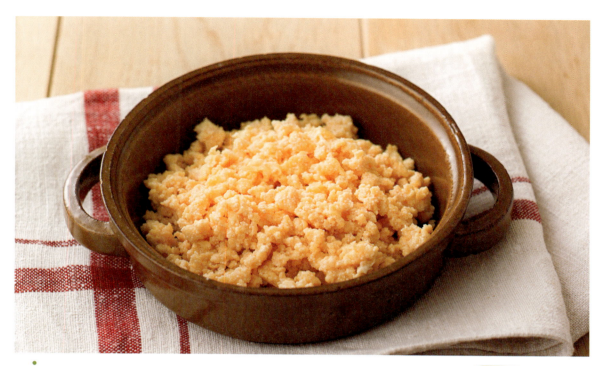

たらこのうまみで味つけかんたん
たらこ入り炒り卵

[材料・作りやすい分量]

卵…2個
たらこ…40g
砂糖…小さじ1/2
塩…少々

[作り方]

1. 卵は割りほぐし、砂糖、薄皮をとってほぐしたたらこを加えまぜ、味見をして薄いようなら塩で味をととのえる。
2. フッ素樹脂加工のフライパンに入れ、中火にかけ、菜箸数本で炒り卵を作る。

 POINT

フッ素樹脂加工のフライパンで作るので油は必要ない。ごはんにまぜても。

 アレンジ
ほうれん草の炒り卵あえ

[材料・2人分]

炒り卵…大さじ3
ほうれん草…150g
しょうゆ…小さじ1

[作り方]

ほうれん草はゆでて2〜3cm長さに切り、しょうゆをまぜ余分な水けを軽くしぼる。炒り卵をまぜ合わせる。

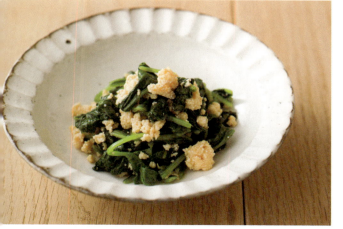

1人分 **46kcal**

たんぱく質 … 4.9g
脂質 ……… 2.0g
食物繊維 … 2.1g

ごはんレシピ

IBDでは脂質を抑えて、一日のエネルギーの50～60%を
ごはんなど炭水化物からとるのが理想です。
油を使わないピラフ、おかずもいっしょにとれるどんぶりものなど、
手軽なごはん料理のレシピです。

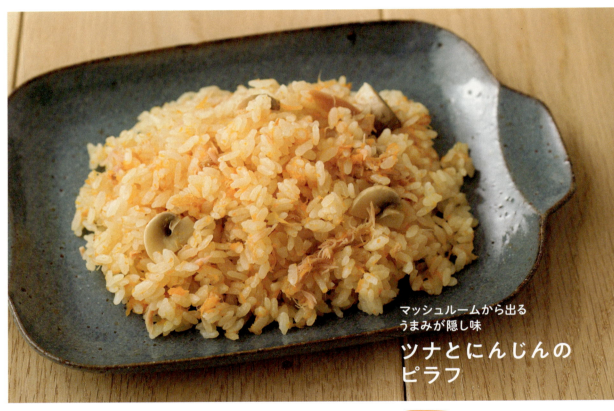

マッシュルームから出る
うまみが隠し味

ツナとにんじんのピラフ

[材料・3人分]

- 米…1と1/2合（270㎖）
- ツナ水煮缶…小1缶（60g）
- にんじん…50g
- マッシュルーム…80g（4個）
- しょうがのみじん切り
　…薄切り1枚分
- しょうゆ…小さじ1
- 塩…小さじ1/4

[作り方]

1. にんじんはすりおろす。マッシュルームは石づきを切り落とし、半分に切って薄切りにする。ツナは汁けをきる。
2. 米は洗って炊飯器に入れ、しょうゆ、塩を加え、目盛りまでの水を入れる。しょうがを加えてまぜ、1を入れて炊く。

POINT

油を使わないピラフ。にんじんもすりおろしているのでおなかにやさしく、色合いも美しい。

1人分 293kcal

- たんぱく質 … 8.8g
- 脂質 ……… 0.9g
- 食物繊維 … 1.3g

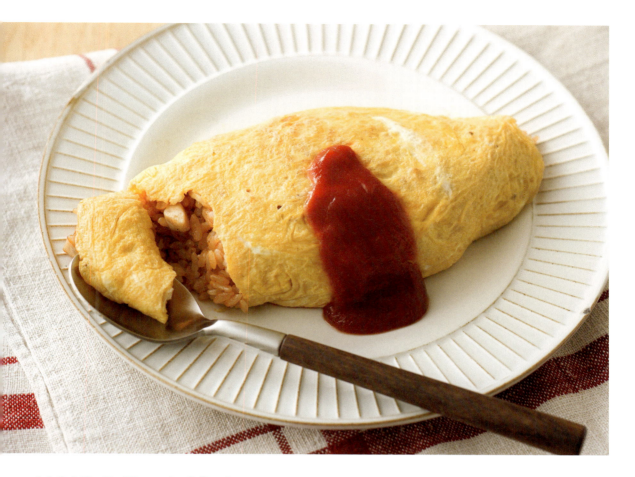

ささ身を使ったチキンライスを卵で包んで
オムライス

[材料・2人分]

鶏ささ身…60g
玉ねぎ…40g
マッシュルーム…60g(3個)
卵…2個
ごはん…360g
塩、こしょう(下味用)…各少々
トマトケチャップ
　　…大さじ3と1/2
バター…6g
塩…小さじ1/5
こしょう…少々
キャノーラ油…小さじ1

[作り方]

1　玉ねぎ、ささ身は小さめの角切りにする。ささ身は塩、こしょうを振る。マッシュルームは石づきを切り落とし、半分に切って薄切りにする。

2　フライパンにバターをとかし、1を炒め、ケチャップ大さじ2と1/2を加えまぜ、ごはんを入れて炒め合わせる。塩、こしょうで味をととのえ、半分に分ける。

3　卵を割りほぐす。小さめのフライパンを熱し、半量の油をひき、1個分の卵液を流し入れて広げ、2の半量を中央にのせる。包むように形をととのえ、返しながら器に盛り、ケチャップ大さじ1/2をかける。同様にもう1つ作る。

1人分
492kcal

たんぱく質 … 19.1g
脂質 ……… 10.5g
食物繊維 … 1.9g

チキンライスには脂質の少ないささ身を使用。少量でもバターを使っているので風味のよい仕上がりに。

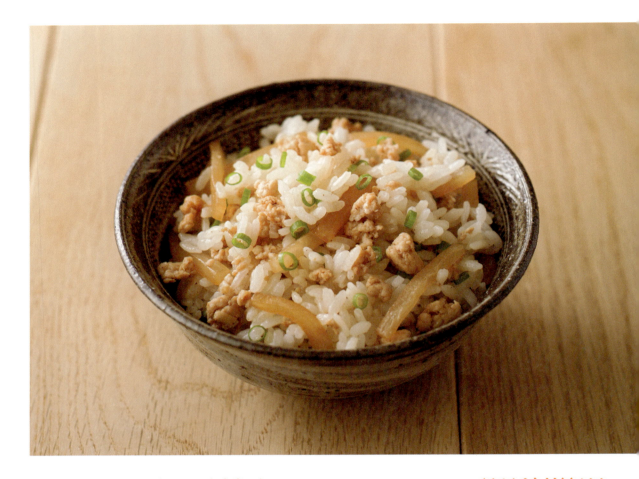

あたたかいごはんにまぜるだけ。お弁当にも
鶏肉と大根の甘辛まぜごはん

[材料・2人分]

鶏むねひき肉…100g
大根…100g
ごま油…小さじ1

A | だし…大さじ2
  | しょうゆ…小さじ1と1/2
  | みりん…小さじ1
  | 塩…小さじ1/5

あたたかいごはん…360g
万能ねぎ…1本

[作り方]

1 大根は太めのせん切りにする。
2 フライパンに油を熱してひき肉を炒め、ぽろぽろになったら大根を加えさらに炒める。Aを加え、汁けがなくなるまで炒め合わせる。
3 2をごはん、小口切りにした万能ねぎとまぜ合わせ、器に盛る。

1人分
412kcal

たんぱく質 … 15.7g
脂質 ……… 5.5g
食物繊維 … 1.1g

ささ身のひき肉を使えば、さらに脂質が少なくなる。

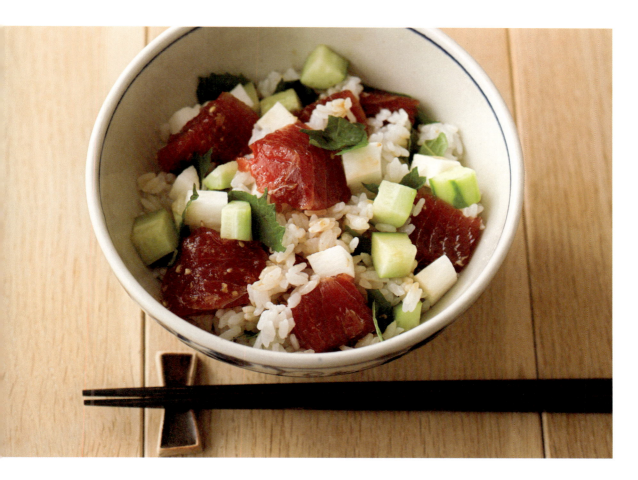

赤身のまぐろをたれに漬けて、長いもといっしょに

まぐろの手こねずし

[材料・2人分]

まぐろ（赤身・刺し身）…150g
きゅうり…90g（1/2本）
長いも…80g
青じそ…4枚
あたたかいごはん…360g

A | しょうゆ
　　…小さじ1と1/2
　　ごま油、すり白ごま
　　…各小さじ1/2

B | 酢…大さじ2
　　砂糖…小さじ2
　　塩…小さじ1/3

[作り方]

1. まぐろは角切りにし、Aをまぜ合わせる。きゅうりと長いもは皮をむいて角切りにする。青じそは小さめにちぎる。
2. ごはんにまぜ合わせたBを加えてまぜ、すしめしを作り、1を加えてまぜ合わせる。

1人分
458kcal

たんぱく質 … 25.9g
脂質 ……… 3.2g
食物繊維 … 1.3g

POINT

脂質が少なくあっさりしたまぐろの赤身は、ごま油の入ったたれに漬けることで味に深みが出る。長いもには免疫力を高める働きが。

チーズリゾット

ごはんから作れ、粉チーズの風味たっぷり

[材料・1人分]

ごはん…100g
顆粒コンソメ…小さじ1/3
粉チーズ…大さじ1
塩、こしょう…各少々
あらびき黒こしょう…少々

[作り方]

1. ごはんはざるに入れ、水でさっと洗う。
2. 鍋に水1/2カップとコンソメを入れてまぜ、1を加えて弱火で煮る。水分がなくなったら粉チーズの半量を加えてまぜ、塩、こしょうで味をととのえる。
3. 器に盛り、残りの粉チーズを振り、好みで黒こしょうを振る。

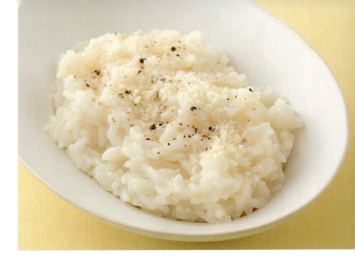

1人分 200kcal

たんぱく質 … 5.2g
脂質 ……… 2.2g
食物繊維 … 0.3g

POINT
コンソメと粉チーズ、冷やごはんで、手軽に作れるリゾット。あらびき黒こしょうは体調によって刺激になるようなら省く。

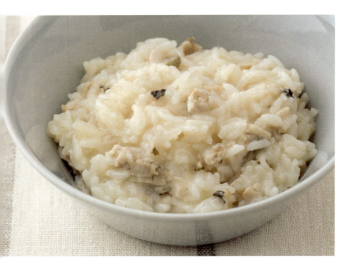

カキのリゾット

ワインで蒸したカキが香りよく、まろやか

[材料・1人分]

ごはん…100g
カキ…75g(3個)
玉ねぎ
　…25g(1/8個)

A｜白ワイン…1/4カップ
　｜水…1/4カップ

バター…4g
塩、こしょう…各少々

[作り方]

1. ごはんはざるに入れてさっと洗う。カキは塩水で洗って水けをふく。玉ねぎはみじん切りにする。
2. 鍋にカキとAを入れ、煮立ててアルコール分をとばす。カキに火が通ったら、とり出して細かく刻み、蒸し汁は水を足して1カップにしておく。
3. 鍋にバターをとかして玉ねぎを透き通るまで炒め、ごはん、2の汁を加え、水分が少なくなるまで煮る。カキを戻してまぜ、塩、こしょうで味をととのえる。

1人分 275kcal

たんぱく質 … 6.8g
脂質 ……… 4.5g
食物繊維 … 1.2g

POINT
消化の悪い貝類の中で、唯一消化のよいカキを使ったリゾット。ごはんは冷やごはんでOK。カキは細かく刻まなくてもよい。

たいの切り身を加えて炊くだけで、風味満点
たいめし

[材料・作りやすい分量・4人分]

米…2合（360㎖）
たい（切り身）
　…2切れ（80ｇ×2）
塩…小さじ1/3
酒…大さじ1
昆布だし…2カップ
薄口しょうゆ…小さじ1
三つ葉…2本

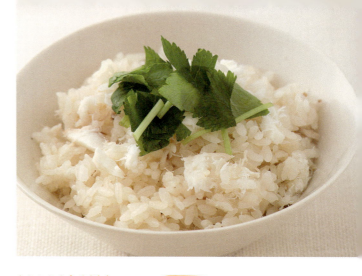

[作り方]

1　米は洗ってざるに上げる。たいは塩、酒を振り、10分ほどおく。
2　炊飯器に米、昆布だし、薄口しょうゆを入れてさっとまぜ、たいをのせてふつうに炊く。
3　炊き上がったら、一度たいをとり出して皮と骨をとり、身をほぐす。身をごはんに戻して全体をまぜ合わせる。
4　器に盛り、三つ葉をあらく刻んでのせる。

1人分 334kcal

たんぱく質 … 13.0ｇ
脂質 ……… 3.0ｇ
食物繊維 … 0.4ｇ

POINT
昆布だしは水で作るなら、密閉容器に水500㎖と昆布10ｇを入れて冷蔵庫で一晩おく。湯だしなら鍋に水500㎖に昆布5ｇを入れて火にかけ、沸騰直前に昆布をとり出す。

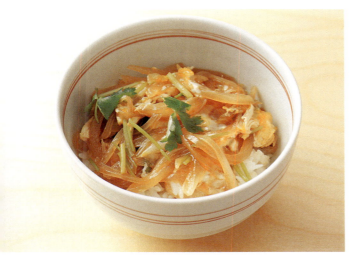

玉ねぎの自然な甘みが味わえる
玉ねぎと麩の卵とじ丼

[材料・1人分]

玉ねぎ…100ｇ（1/2個）
小町麩…5個
卵…1個
しょうゆ…小さじ1と1/2
あたたかいごはん…130ｇ
三つ葉…適量

[作り方]

1　玉ねぎは薄切りにし、麩は水でもどして水けをしぼる。卵はときほぐす。
2　鍋に水3/4カップと玉ねぎを入れて火にかける。玉ねぎに火が通ったらしょうゆと麩を加えてひと煮立ちさせ、ざく切りにした三つ葉を散らして卵を回し入れ、ふたをして火を止める。
3　どんぶりにごはんを盛って**2**をかけ、食べやすくちぎった三つ葉を散らす。

1人分 347kcal

たんぱく質 … 11.8ｇ
脂質 ……… 5.7ｇ
食物繊維 … 2.1ｇ

POINT
消化がよく、たんぱく質も含まれて栄養価の高い麩を使ったどんぶり。保存食の麩は常備しておく便利な食材。

めんレシピ

野菜や肉なども使い、栄養がバランスよくとれる
うどんやそうめん、そば、低脂肪牛乳を使い脂質を抑えたクリームパスタなど。
バラエティに富んだめん料理のレシピです。

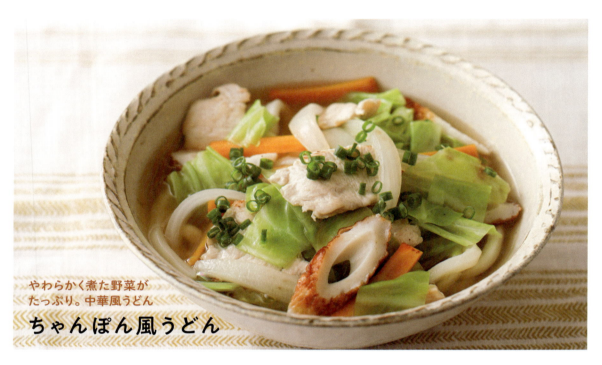

やわらかく煮た野菜が
たっぷり。中華風うどん

ちゃんぽん風うどん

[材料・2人分]

鶏むね肉(皮なし)…100g
ちくわ…30g (1本)
にんじん…30g
玉ねぎ…50g (1/4個)
キャベツ…120g (2枚)
ゆでうどん…400g (2玉)

A 中華スープのもと…小さじ1
　　酒…小さじ2
　　塩…小さじ1/2
　　こしょう…少々

ごま油…小さじ1と1/2
万能ねぎ…1本

[作り方]

1. キャベツはざく切り、にんじんは短冊切り、玉ねぎは太めのくし形切りにする。
2. ちくわは斜め薄切りにする。鶏肉は一口大の薄切りにする。
3. フライパンに油を熱し、鶏肉を炒め、1を加えてさらに炒める。水3カップ、Aを加え煮立ったら、ふたをして弱火で7～8分煮、ちくわ、熱湯に入れてほぐしたうどんを加え、ひと煮立ちさせる。器に盛り、小口切りにした万能ねぎを振る。

1人分 353kcal

たんぱく質 … 20.6g
脂質 ……… 5.2g
食物繊維 … 3.4g

POINT

鶏肉と野菜をごま油で炒めるのでコクのある味に。野菜は弱火でやわらかくなるまで煮る。鶏肉をささ身にかえれば脂質が抑えられる。

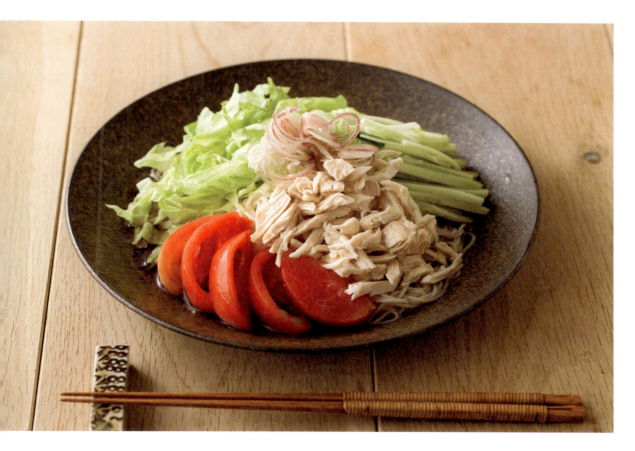

中華めんをそうめんにかえて。ごま油が香る
冷やし中華風そうめん

1人分
375kcal

たんぱく質 … 21.1g
脂質 ……… 2.3g
食物繊維 … 2.9g

[材料・2人分]

鶏ささ身…100g
きゅうり…90g（1本）
レタス…30g（1枚）
トマト…60g（1/2個）
みょうがの小口切り…1個分
しょうがのせん切り…薄切1枚分
酒…小さじ1
塩…少々
A｜だし…3/4カップ
　｜しょうゆ…大さじ2
　｜酢…大さじ1
　｜砂糖…小さじ2
　｜ごま油…小さじ1/2
そうめん（乾めん）…150g

[作り方]

1 ささ身は耐熱皿に入れ、塩、酒を振り、しょうがをのせ、ラップをふんわりとかけ、電子レンジ（600W）で2分弱加熱する。冷まして太めにさく。

2 きゅうりは皮をむいてせん切りに、レタスもせん切りにする。トマトは皮をむき、くし形に切り種をとる。Aの材料をまぜ合わせ、たれを作る。そうめんはゆでて水けをしっかりきる。

3 器にそうめんを盛り、具を盛り合わせ、みょうがをのせ、たれをかける。

電子レンジで簡単にできる蒸し鶏を利用。蒸し鶏はサラダやおかゆのトッピングにも使える。たれは少量のごま油で香りよく。

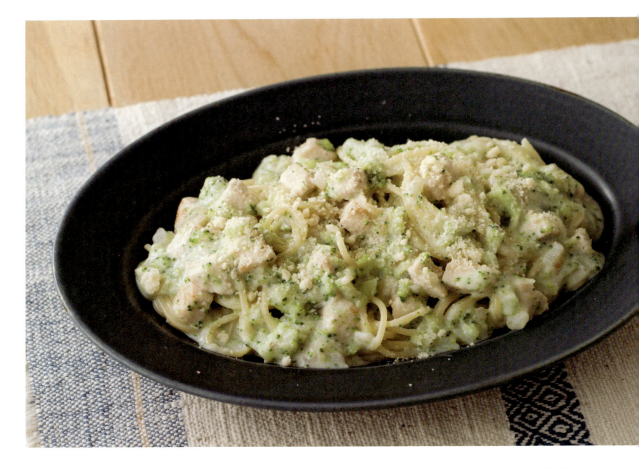

やわらかくゆでたブロッコリーをソースに
ブロッコリークリームパスタ

1人分
523kcal

たんぱく質 … 33.1g
脂質 ……… 8.4g
食物繊維 … 4.9g

[材料・2人分]

鶏むね肉（皮なし）…120g
玉ねぎ…50g (1/4個)
ブロッコリー…100g
スパゲッティ（乾）…160g
低脂肪牛乳…1と1/2カップ
パルメザンチーズ…小さじ2
バター…8g
塩、こしょう…各少々
小麦粉…大さじ1
塩…小さじ1/4

[作り方]

1. 鶏肉は小さめの角切りにし、塩、こしょうを振る。玉ねぎは薄切りにし、ブロッコリーは小房に分ける。小麦粉に牛乳をまぜながら入れ、とかす。

2. スパゲッティは塩（分量外・湯に対して1%）を加えた熱湯に入れ、ゆでる。ブロッコリーは別にゆでて細かくつぶす。

3. フライパンにバターをとかし、鶏肉　玉ねぎを炒める。牛乳を加え、まぜながら煮てとろみをつけ、つぶしたブロッコリー、スパゲッティを入れ、塩で味をととのえる。器に盛り、チーズをかける。

POINT

脂質を抑えるために低脂肪牛乳を使用。市販の「だまにならない小麦粉」を使うとクリームソースが簡単に作れて便利。

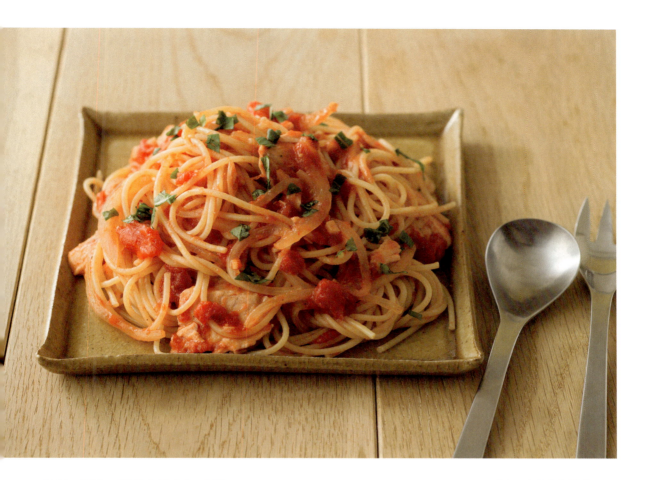

DHA、EPAの豊富な鮭をトマト味で
サーモントマトスパゲッティ

1人分
450kcal

たんぱく質 … 24.4g
脂質 ……… 8.2g
食物繊維 … 3.9g

[材料・2人分]

生鮭（皮をとる）…120g
玉ねぎ…50g（1/4個）
にんにくのみじん切り…薄切り2枚分
トマト水煮缶（カット）…200g
スパゲッティ（乾）…160g
オリーブ油…小さじ2
塩、こしょう…各適量
塩…小さじ1/5
バジル…適量

[作り方]

1 鮭は一口大のそぎ切りにし、塩小さじ1/5、こしょうを振る。玉ねぎは薄切りにする。スパゲッティは、塩（分量外・湯に対し1%）を加えた熱湯に入れ、袋の表示どおりにゆでる。ゆで汁はとっておく。

2 フライパンに油を熱して鮭を焼き、にんにく、玉ねぎを加えて炒める。トマト、ゆで汁1/4カップを入れ、煮立ったら、弱火で2〜3分煮、スパゲッティを加え、塩、こしょう各少々で味をととのえる。器に盛り、あれば刻んだバジルを振る。

サーモンは種類によって脂質の量が異なる。脂質の少ない秋鮭、紅鮭を。アトランティックサーモンは脂質が多く秋鮭の約4倍。

白菜とかぼちゃの甘みがきいた煮込みうどん
ほうとう風うどん

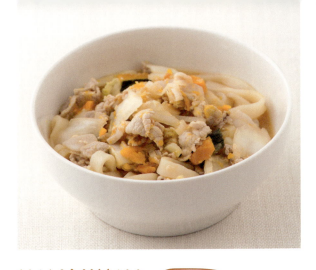

[材料・1人分]

ゆでうどん…150g
豚もも薄切り肉…40g
白菜…40g
かぼちゃ…30g
ねぎ…10g
だし…1カップ
みそ…大さじ1強

[作り方]

1 豚肉は一口大に切る。白菜の芯は繊維を断つようにそぎ切りに、葉はざく切りにする。かぼちゃはいちょう切り、ねぎは小口切りにする。
2 鍋にだしを煮立てて豚肉をほぐし入れ、白菜の芯を入れ、白菜の葉、ねぎ、うどんを加えてやわらかくなるまで煮る。
3 みそをとき入れ、味をととのえる。

1人分
295kcal

たんぱく質 … 16.6g
脂質 ……… 4.3g
食物繊維 … 4.0g

 POINT
豚肉を鶏むね肉（皮なし）やささ身にかえても。白菜の繊維が気になる場合は葉の部分だけを使ってもよい。

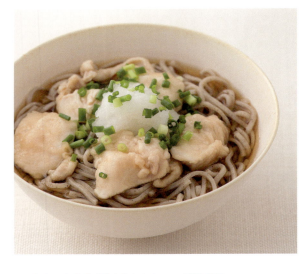

鶏肉のうまみが出たつゆも味わいたい
鶏そば

[材料・1人分]

ゆでそば…120g
鶏むね肉（皮なし）…50g
大根…50g
酒、かたくり粉…各少々
めんつゆ（3倍濃縮）…1/5カップ
万能ねぎの小口切り…少々

[作り方]

1 鶏肉は一口大のそぎ切りにし、酒を振ってかたくり粉をまぶす。大根はすりおろす。
2 そばはやわらかくゆでてざるに上げる。
3 鍋にめんつゆ、水1と1/4カップを入れて煮立て、鶏肉を加えて煮る。
4 器にそばを盛り、3を注ぎ、大根おろしをのせて万能ねぎを散らす。

1人分
273kcal

たんぱく質 … 19.5g
脂質 ……… 2.2g
食物繊維 … 3.1g

POINT
鶏むね肉はかたくり粉をまぶすことでパサつかず、口当たりもよくなる。大根おろしには炭水化物の消化を促す働きがある。

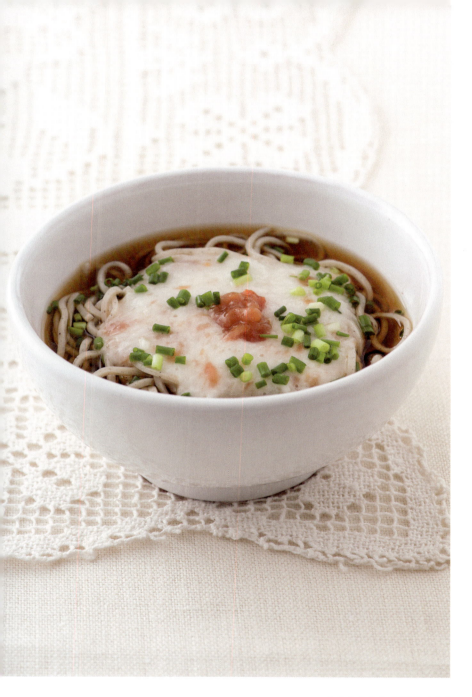

よくかんで
食べるのがおすすめ
梅とろろそば

[材料・1人分]

ゆでそば…120g
長いも…50g
梅干し…1個
万能ねぎ(小口切り)…1本
A　めんつゆ(ストレート)
　　　…1/3カップ
　水…2/3カップ

[作り方]

1　長いもは皮をむいてすりおろし、梅干しは種を除いて果肉を細かくたたき、まぜ合わせる。
2　ゆでそばは熱湯でやわらかくゆで、ざるに上げる。Aはあたためる。
3　器にそばを入れ、1をのせてAを注ぎ、万能ねぎを散らす。

1人分
223kcal

たんぱく質 … 8.4g
脂質 ……… 1.4g
食物繊維 … 3.3g

そばは長めにゆでてよくかんで食べ、体調がよくないときは控える。長いもは水溶性食物繊維が多い。

人気メニュー

カレーやシチュー、から揚げ、ハンバーグなど、脂質が多くて食べられないと諦めていたメニューも低脂質の食材や調理の工夫で安心して食べられます。ラーメンもおなかにやさしい食材を使いました。

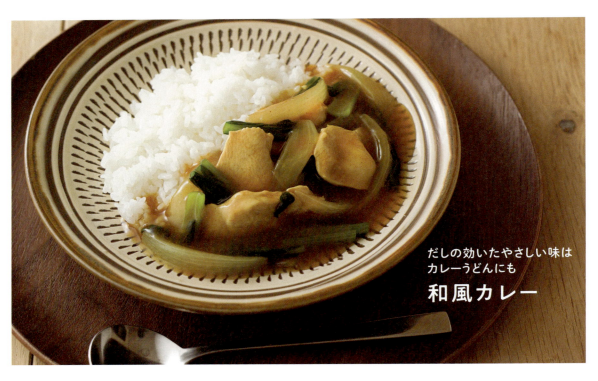

だしの効いたやさしい味は
カレーうどんにも
和風カレー

[材料・2人分]

鶏むね肉(皮なし)…120g
塩、こしょう…各少々
玉ねぎ…100g(1/2個)
小松菜…100g
だし…2と1/2カップ

A しょうゆ…小さじ4
　 みりん、トマトケチャップ
　 …各小さじ2

B カレー粉…小さじ1と1/3
　 かたくり粉…大さじ2
　 水…大さじ4

あたたかいごはん…360g

[作り方]

1. 鶏肉は薄切りにして塩、こしょうを振る。玉ねぎは太めのくし形切りに、小松菜はゆでて3cm長さに切る。

2. 鍋にだしを煮立て、鶏肉、玉ねぎを入れる。ふたをして、煮立ったら弱火にして7〜8分煮てAを加えまぜる。Bをまぜ合わせて加え、とろみがついたら小松菜を加え、ひと煮立ちさせる。

1人分
466kcal

たんぱく質 … 21.7g
脂質 ……… 2.0g
食物繊維 … 2.8g

POINT

油を使わず、だしで具を煮たやさしい辛さのカレー。小松菜は繊維が気になる場合は葉のみを使う。

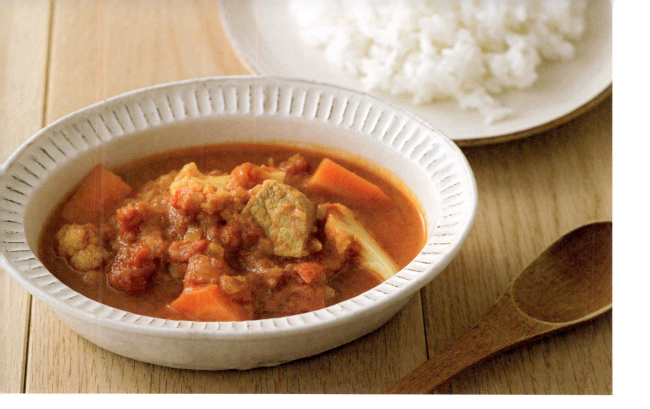

調味料&トマトのうまみでコクをプラス

ポークカレー

1人分
511kcal

たんぱく質 … 22.3g
脂質 ……… 8.2g
食物繊維 … 5.1g

[材料・2人分]

豚ヒレ肉…120g
塩、こしょう…各少々
玉ねぎ…100g（1/2個）
にんじん…60g
カリフラワー…80g
しょうがの薄切り…2枚
にんにくの薄切り…1枚
キャノーラ油…小さじ1
カレー粉…小さじ1/5＋小さじ1

A｜トマト缶（カット）…200g
　｜プレーンヨーグルト…大さじ4
　｜トマトケチャップ、しょうゆ、
　｜　ウスターソース…各小さじ1
　｜塩…小さじ1/5
　｜コンソメ…1/4個
　｜ローリエ…1枚

あたたかいごはん…360g

[作り方]

1　豚肉は一口大に切り、塩、こしょう、カレー粉小さじ1/5を振る。玉ねぎ、しょうが、にんにくはみじん切りに、にんじんは2cm長さのくし形切りにする。カリフラワーは小房に分ける。

2　鍋に油を熱し、玉ねぎをきつね色に炒め、しょうが、にんにくを加え、香りが出るまで炒める。豚肉、カレー粉小さじ1を加え炒め合わせ、にんじん、水1カップ、Aを加えまぜ、ふたをして煮立ったら、弱火にして15分ほど煮る。カリフラワーを加え、さらに5分煮る。

市販のカレールーは脂質量が多いので控えたい。トマトの水煮をベースに辛さは控えめながら本格的なカレーが味わえる。

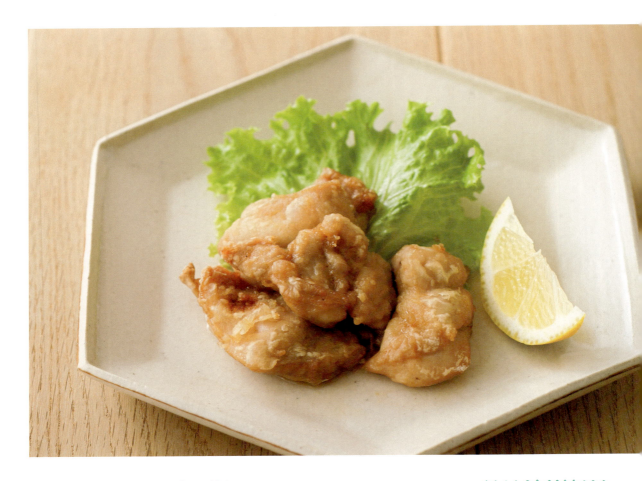

下味をしっかりつけてオーブンで焼く
揚げないから揚げ

[材料・2人分]

鶏もも肉（皮なし）…160g

A | しょうゆ…小さじ1と1/2
  | しょうが汁…小さじ1/4
  | 砂糖…2つまみ
  | 酒…小さじ1
  | おろしにんにく…少々
  | 塩、こしょう…各少々

B | 小麦粉…大さじ1
  | かたくり粉…大さじ1/2

オリーブ油…小さじ1
レモン、プリーツレタス…各適量

[作り方]

1 鶏肉は一口大に切って**A**をもみ込み、20分ほどおく。汁けをきり、**B**をまぜ合わせて鶏肉にまぶす。

2 オーブンシートを敷いた天板に**1**を並べ、油をスプレーで鶏肉全体にかける。200度に予熱したオーブンで10分焼く。器に盛り、くし形に切ったレモンとレタスを添える。

※オーブントースターを使う場合は10分焼く。途中、焦げてきたらアルミホイルをかぶせる。

1人分
154kcal

たんぱく質 … 16.1g
脂質 ……… 6.1g
食物繊維 … 0.3g

オイルスプレー（21ページ）を使い、オーブンで焼くのでごく少量の油で作れる。スプレーがなければ、ハケなどで油を薄く塗る。

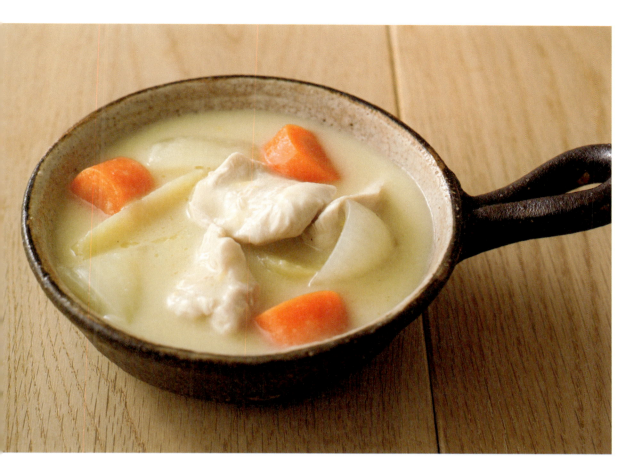

コーンの甘さとなめらかさ。ボリュームも
コーンクリームシチュー

1人分
275kcal

たんぱく質 … 22.4g
脂質 ……… 5.7g
食物繊維 … 3.2g

[材料・2人分]

鶏むね肉（皮なし）…150g
玉ねぎ…100g（1/2個）
じゃがいも…100g（1個）
にんじん…60g
塩、こしょう（下味用）…各少々
クリームコーン（缶詰）…100g
低脂肪牛乳…1/2カップ
顆粒コンソメ…小さじ1/3
小麦粉（だまにならないタイプ）
　　…大さじ1と1/2
バター…8g
塩…小さじ1/5
こしょう…少々
ローリエ…1枚

[作り方]

1　鶏肉は一口大の薄切りにし、塩、こしょうを振る。玉ねぎは角切りにし、じゃがいもは一口大に切って水にさらす。にんじんは厚めの輪切りにする。

2　鍋にバターをとかし、1を炒め、水1と1/2カップ、コンソメ、ローリエを入れ、煮立ったらふたをして弱火で15分ほど煮る。

3　万能こし器などで裏ごししたクリームコーンに小麦粉を加えまぜ、2に加えてとろみをつける。低脂肪牛乳を加え、塩、こしょうで味をととのえ、ひと煮立ちさせる。

 POINT

不溶性食物繊維の多いとうもろこしだが、缶詰のクリームコーンを使い、こし器でこしているのでおなかにやさしい。牛乳も低脂肪を使用。

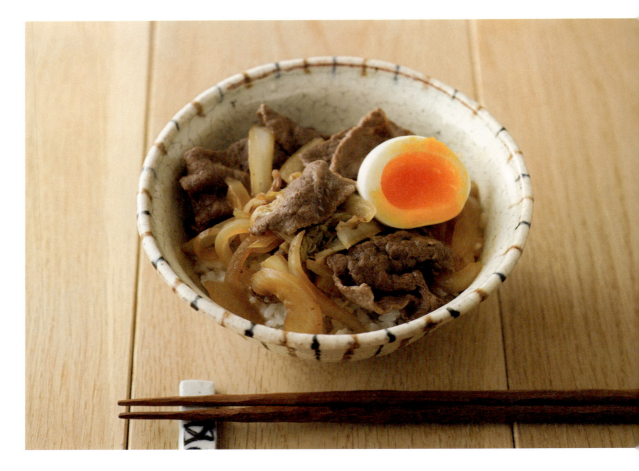

牛肉のうまみがしみた玉ねぎと白菜がおいしい

牛丼

1人分
477kcal

たんぱく質 … 19.3g
脂質 ……… 8.1g
食物繊維 … 1.6g

[材料・2人分]

牛もも薄切り肉…100g
玉ねぎ…50g（1/4個）
白菜…100g（1枚）

A｜ だし…1/2カップ
　　しょうゆ…大さじ1
　　砂糖…大さじ1
　　酒…小さじ2

半熟ゆで卵…1個
あたたかいごはん…360g

[作り方]

1 牛肉は一口大に切る。玉ねぎはくし形切り、白菜は繊維を断つように短冊切りにする。

2 鍋にAを合わせて煮立て、1を入れ、再び煮立ったら弱火にして10分ほど煮る。

3 どんぶりにごはんを盛り、2をかけ、半分に切ったゆで卵をのせる。

牛肉は脂質の少ない赤身（もも肉）を使う。白菜も入れてボリュームアップ。白菜は繊維が気になる場合は葉のみを使う。

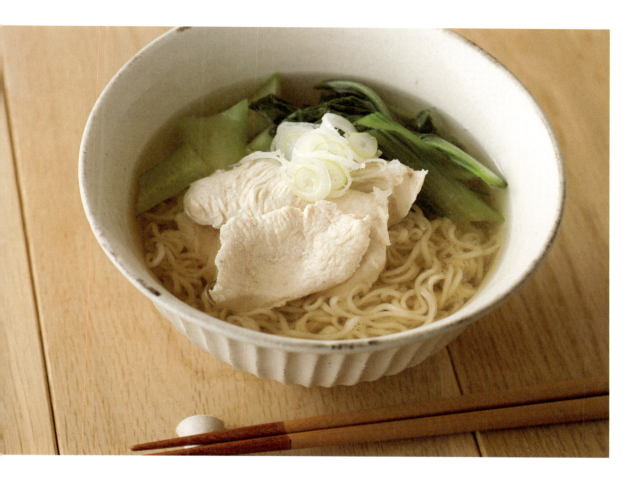

おなかにやさしい無かんすい、ノンフライめん

塩ラーメン

1人分
396kcal

たんぱく質 … 30.1g
脂質 ……… 3.2g
食物繊維 … 1.8g

[材料・2人分]

鶏むね肉（皮なし）…120g
A │ 中華スープのもと…小さじ1
　│ ねぎ（青い部分）…4cm
　│ しょうがの薄切り…2枚
B │ ナンプラー…小さじ2
　│ 塩…小さじ1/6
　│ しょうゆ…小さじ1/2
　│ こしょう…少々
チンゲンサイ…60g（1/2株）
ねぎ…3cm
ラーメン（まんぞく君）…2玉
（※P.23にて紹介）

[作り方]

1 鶏肉は薄切りにする。鍋に水3カップとA、鶏肉を入れて煮立て、ふたをして弱火で4〜5分煮る。しょうが、ねぎをとり出し、Bで味をととのえる。

2 ラーメンは表示どおりにゆでて湯をきり、1のスープに加えさっと煮る。器に盛り、小口切りにしたねぎ、ゆでて食べやすく切ったチンゲンサイを添える。

> POINT
>
> クローン病・潰瘍性大腸炎の人でも安心して食べられる無かんすいめんを使用。香味野菜を入れて作ったスープにナンプラーを加えてうまみをプラス。

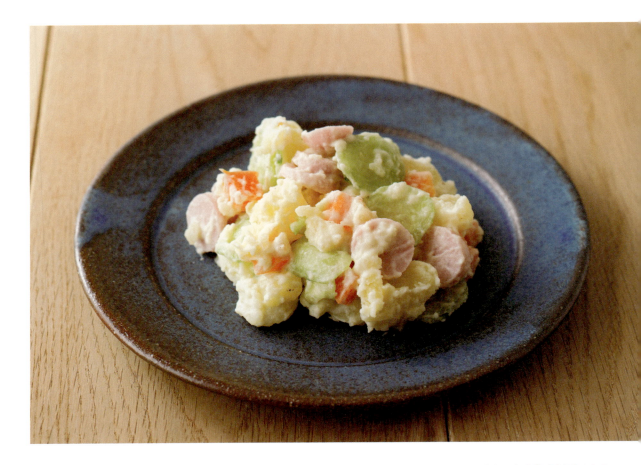

ヨーグルトを加えてまろやかな味に
ポテトサラダ

[材料・2人分]

じゃがいも…160g(小2個)
にんじん…40g
きゅうり…45g(1/2本)
魚肉ソーセージ…40g

A | 低カロリーマヨネーズ…大さじ1
　| プレーンヨーグルト…大さじ3
　| 砂糖…小さじ1/2
　| 塩…1g
　| こしょう…少々

[作り方]

1. じゃがいもは一口大に切り、水にさらして水けをきる。にんじんは小さめの角切りにする。これを同じ鍋に入れ、かぶるくらいの水を入れてゆで、水けをきり冷ます。
2. きゅうりは皮をむいて輪切りにし、塩少々(分量外)をまぜて5分ほどおき、水けを軽くしぼる。ソーセージは輪切りにする。
3. 1、2をAとまぜ合わせる。

1人分
137kcal

たんぱく質 … 5.0g
脂質 ……… 4.0g
食物繊維 … 1.8g

POINT

低カロリーマヨネーズを使い、ヨーグルトもまぜたポテサラ。乳酸菌もとれる。ヨーグルトも低脂肪を使うとさらに脂質が抑えられる。

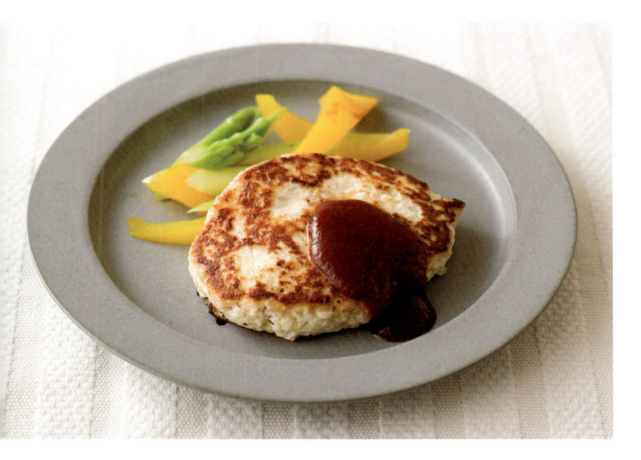

鶏ひき肉に豆腐をたっぷり
入れてボリュームアップ

ハンバーグ

[材料・2人分]

木綿豆腐…150g（1/2丁）
鶏むねひき肉…50g
玉ねぎ…30g
パプリカ（黄）…45g（1/4個）
グリーンアスパラガス…26g（2本）
A　卵…1/4個分
　　塩…小さじ1/6
　　こしょう、ナツメグ…各少々
バター…2g
オリーブ油…小さじ1と1/2
塩、こしょう…各少々
B　トマトケチャップ…大さじ1
　　ウスターソース…小さじ1

[作り方]

1 玉ねぎはみじん切りにし、耐熱容器にバターと入れ、ラップなしで電子レンジ（600W）で30秒加熱し、冷ます。豆腐はキッチンペーパーで包み、重しをして15分ほどおき、水けをきる。

2 ボウルにひき肉とAを入れ、粘りが出るまでまぜ、豆腐を加えさらによくまぜる。玉ねぎを加えてまぜ、2等分し小判形にする。

3 フライパンを熱し油小さじ1をひき、2を入れ、中火から弱火で4分、ふたをして焼く。返して同様に焼く。

4 パプリカは細めの乱切り、アスパラは根元を落とし、かたい部分をそいで斜め切りにする。フライパンに残りの油を入れて軽く炒め、ふたをして弱火で蒸し焼きにする。塩、こしょうを振り、ハンバーグとともに盛り合わせる。ハンバーグに、Bをまぜてかける。

1人分
158kcal

たんぱく質…11.8g
脂質………9.1g
食物繊維…1.1g

玉ねぎは電子レンジで加熱するので少量のバターでOK。甘みも出る。ハンバーグは、ふたをして弱火でじっくり蒸し焼きにする。

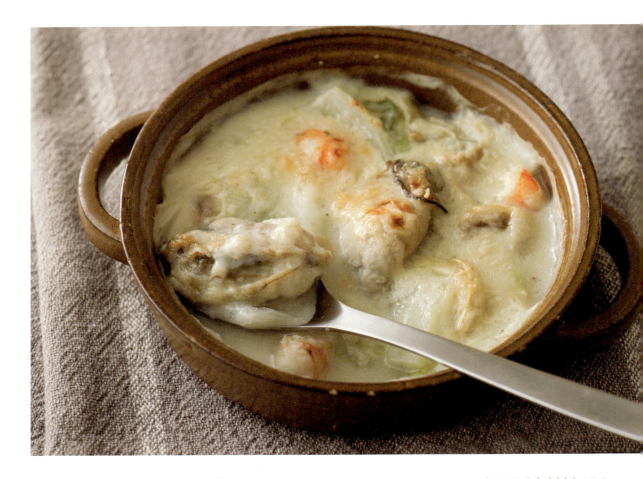

カキのだしがよく出たクリーミーなグラタン
カキとえびのグラタン

1人分 172kcal

たんぱく質 … 14.6g
脂質 ……… 5.1g
食物繊維 … 2.1g

[材料・2人分]

カキ…100g（4個）
えび…40g（4本）
白菜…200g（2枚）
マッシュルーム…80g（4個）
低脂肪牛乳…1カップ
小麦粉…大さじ1と1/2
塩、こしょう（下味用）…各少々
バター…6g
顆粒コンソメ…少々
白ワイン…小さじ1
塩…小さじ1/5
こしょう…少々
パルメザンチーズ…小さじ2

[作り方]

1 カキはよく洗い、水けをきる。えびは殻をむき、背わたをとって半分に切り、塩、こしょうを振る。白菜は繊維を断つように大きめの短冊切りに、マッシュルームは石づきを切り落とし薄切りにする。

2 小麦粉に牛乳を少しずつ加えながらまぜ合わせとかす。

3 フライパンにバターをとかして白菜を炒め、水1/2カップ、コンソメを入れふたをする。煮立ったら4〜5分煮、カキ、えび、マッシュルームを入れ、ワインをふりかけてふたをし、さらに3〜4分蒸し煮にする。2を加え中火でとろみがつくまで煮、塩、こしょうで味をととのえる。

4 3を耐熱皿に入れ、チーズをふりかけ、220度に予熱したオーブンで10分ほど焼く。

えび、マッシュルームは体に合わない場合は除いても。白菜は繊維が気になれば葉のみ使うか、細切りにしても。

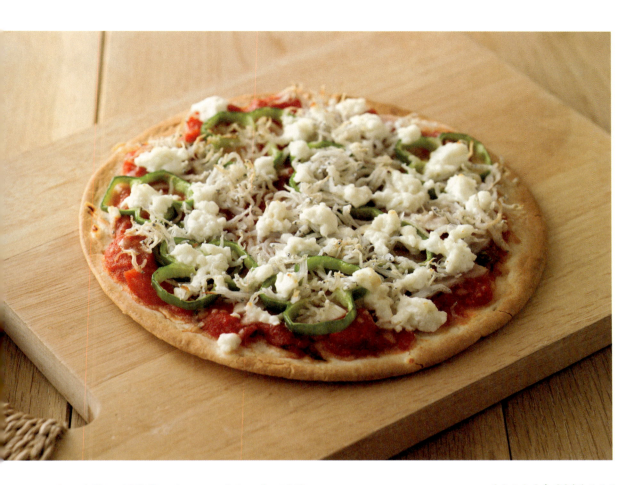

バジルが香る。低脂肪のカッテージチーズのピザ

しらすのピザ

[材料・2人分]

ピザクラスト…2枚(1枚64g)

A ┃ トマト缶(カット)…100g
　┃ にんにく(みじん切り)…少々
　┃ バジル(みじん切り)…1枚
　┃ オリーブ油…小さじ1/2
　┃ 塩、こしょう…各少々

しらす干し…40g
ピーマン…30g(1個)
玉ねぎ…40g
カッテージチーズ…60g
パルメザンチーズ…小さじ2

[作り方]

1 Aをまぜ合わせソースを作る。ピーマンは輪切りに、玉ねぎは薄切りにする。しらすは熱湯をかけ水けをきる。

2 ピザクラストにソースを塗り、しらす、ピーマン、玉ねぎを散らし、カッテージチーズを広げてのせる。パルメザンチーズをふりかけ、220度に予熱したオーブンで7〜8分、焼く。

1人分
285kcal

たんぱく質 … 16.1g
脂質 ……… 8.6g
食物繊維 … 2.8g

具にはチーズと相性がよく脂質の少ないしらす干しを使用。チーズも脂質の少ないカッテージチーズを使っている。

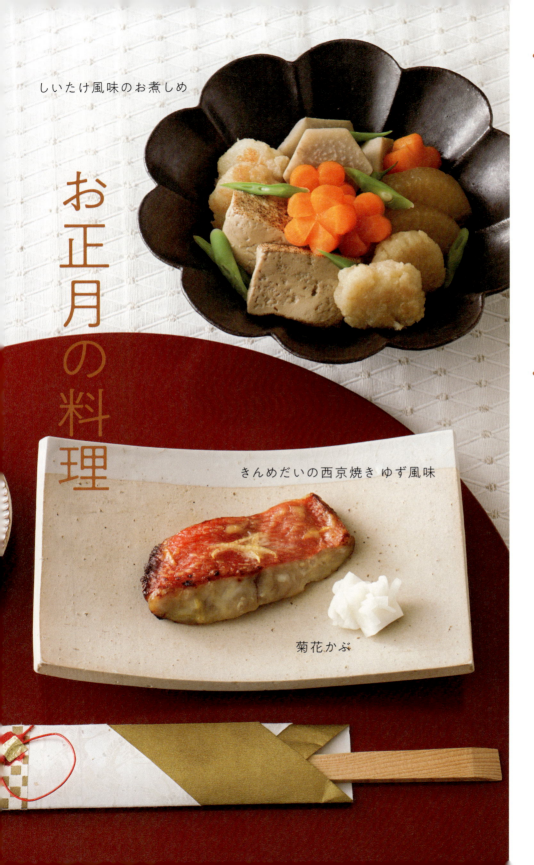

しいたけ風味のお煮しめ

きんめだいの西京焼き ゆず風味

菊花かぶ

家族みんなで楽しむ 季節の料理

お正月の料理

お正月、お花見、夏休み、秋の行楽、クリスマス…
四季折々に家族みんなで楽しく食卓を囲みたい。
そんな願いをかなえ、家族みんなで食べられる
おいしくて季節を感じさせるレシピをご紹介します。

しいたけ風味のお煮しめ

しいたけのだしを使って風味豊かな煮物に

[材料・2人分]

にんじん（梅型にくりぬく）…60g
A ┃ だし…1/4カップ／みりん…小さじ1
　┃ 砂糖…小さじ1/3／塩…少々
里いも…120g（2個）／焼き豆腐…80g
大根…60g／れんこん…80g
かたくり粉…小さじ1／塩…少々
キャノーラ油…小さじ1/2／さやいんげん…2本
B ┃ 干ししいたけのもどし汁…1/4カップ
　┃ だし…3/4カップ
　┃ 砂糖、酒…各小さじ2
　┃ しょうゆ…小さじ1
　┃ 塩…小さじ1/5

[作り方]

1 鍋にAとにんじんを入れて火にかけ、ふたをして煮立ったら弱火で煮る。やわらかくなったら火を強め、煮汁をからめる。
2 里いもは六方にむいて半分に切り、鍋にかぶるくらいの水と入れて火にかけ、沸騰後2分ほどゆで、ゆでこぼして洗う。豆腐は半分に切る。大根は半月に切り、厚みに切り目を入れ下ゆでする。
3 れんこんはすりおろして水けをきり、かたくり粉と塩を加えてまぜ、4等分して平たく丸め、キャノーラ油を熱したフライパンで両面を焼く。
4 鍋にBを合わせ、里いも、大根を入れ、ふたをして火にかけ、煮立ったら弱火にして10分煮る。豆腐と3を加えてさらに5分ほど煮る。
5 器に1、4を盛り合わせ、ゆでて斜め薄切りにしたいんげんを散らす。

干ししいたけはもどし汁のみ使い、うまみを楽しむ。食物繊維の多いれんこんはすりおろしてだんごにして加えている。

1人分 159kcal
たんぱく質 … 5.8g
脂質 ……… 3.4g
食物繊維 … 3.6g

きんめだいの西京焼きゆず風味

きんめだいの赤い色がお正月らしい焼き物

[材料・2人分]

きんめだい…2切れ（70g×2）
塩…少々
A ┃ 西京みそ…大さじ1
　┃ みりん…小さじ1
　┃ ゆずの皮（刻む）…少々

[作り方]

1 きんめだいは塩を振り、10分ほどおいて水けをふく。Aをまぜ、半量ずつラップに塗って1を包み、冷蔵庫で一晩おく。
2 1を軽くキッチンペーパーでぬぐい、グリルで焼く。

1人分 124kcal
たんぱく質 … 12.9g
脂質 ……… 6.4g
食物繊維 … 0.2g

菊花かぶ

甘酢漬けのかぶを飾りに添えて

[材料・2個分]

かぶ…1個
塩…少々
甘酢
酢…小さじ1
砂糖…小さじ1/2
ゆずの皮…少々

[作り方]

かぶは半分に切って菊花に切る。塩少々を振ってしんなりとさせ、甘酢に漬ける。小さく切り盛りつける。

1人分 5kcal
たんぱく質 … 0.1g
脂質 ……… 微量
食物繊維 … 0.2g

春のお祝い膳

たいのちらしずし

たいの昆布じめをのせて。
春らしい色合いのちらし

[材料・2人分]

たい（刺し身用）…120g
だし昆布…10cm×2枚
卵…1個
イクラ…30g
砂糖…小さじ1/2
塩…適量
あたたかいごはん…360g
A │ 酢…大さじ2
　│ 砂糖…小さじ2
　│ 塩…小さじ1/3
木の芽…少々

[作り方]

1. たいは薄切りにし、昆布じめにする。昆布は水でさっとぬらして水けをふき、塩少々を振る。たいを並べ、塩少々を振り、もう1枚の昆布をかぶせてラップでしっかり包み、冷蔵庫で3時間ほどおく。
2. 卵はときほぐして塩少々、砂糖をまぜ合わせ、フッ素樹脂加工のフライパンに入れて中火にかけ、菜箸数本でまぜながら炒り卵を作る。
3. ごはんにAをまぜてすしめしを作る。器に盛り、1、2、イクラを盛り合わせ、木の芽を散らす。

1人分 **487kcal**
たんぱく質 … 24.9g
脂質 ……… 8.9g
食物繊維 … 0.5g

POINT
炒り卵はフッ素樹脂加工のフライパンで作るので油いらず。脂質の少ないたいは昆布じめにしてうまみをアップ。

生ゆばのお吸い物

大豆たんぱくの生ゆばと
ほうれん草入り

[材料・2人分]

生ゆば…30g
ほうれん草…40g
だし…1と1/2カップ
塩…小さじ1/4
しょうゆ…小さじ1/2

[作り方]

1. ほうれん草はゆでて2cm長さに切る。ゆばは食べやすく切る。
2. 鍋にだしを煮立て、塩、しょうゆで味をととのえ、1を加えひと煮立ちさせる。

1人分 **43kcal**
たんぱく質 … 4.3g
脂質 ……… 2.1g
食物繊維 … 0.7g

POINT
ほうれん草は繊維が気になれば葉の部分のみを使う。旬の菜の花を使うと季節感アップ。生ゆばがなければ乾燥ゆばを使っても。

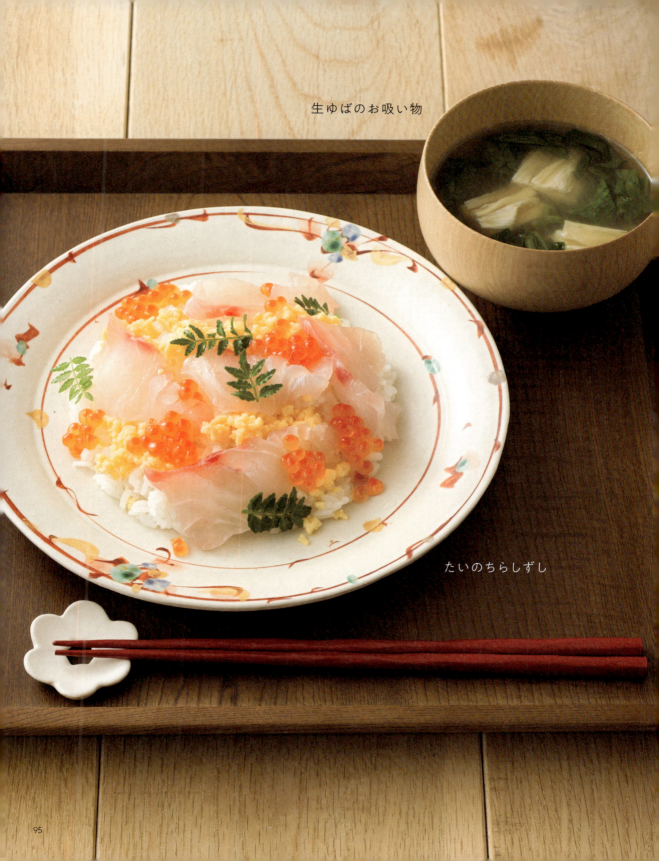

生ゆばのお吸い物

たいのちらしずし

そうめんの夏献立

簡単にできる手作りの めんつゆを添えて
そうめん

[材料・2人分]

そうめん（乾めん）…150g

めんつゆ
だし…1/2カップ
みりん、しょうゆ…各大さじ1

[作り方]

1. めんつゆの材料は鍋に入れ、ひと煮立ちさせて冷やす。
2. そうめんは表示どおりにゆで、水にとってさっと洗って水けをきり、小分けにしながら器に盛りつける。

1人分 296kcal
- たんぱく質 … 8.0g
- 脂質 ……… 0.8g
- 食物繊維 … 1.9g

POINT

そうめんつゆのだしは、かつおと昆布でもいいし、干ししいたけのもどし汁を使っても。小分けにしながら盛りつけると食べやすい。

なすの透明感が美しい 口当たりのよい煮物
なすのあんかけ煮

[材料・2人分]

なす…160g（2個）
かたくり粉…小さじ1
みょうが…1個

A
- だし…1/2カップ
- みりん…小さじ1
- 塩…小さじ1/6

[作り方]

1. なすは皮をむき、縦半分に切って斜め切りにし、水にさらす。鍋にAを入れて煮立て、水けをきったなすを入れ、ふたをしてやわらかくなるまで煮る。
2. なすが煮えたら、水大さじ1でといたかたくり粉を加え、とろみをつけてひと煮立ちさせ、小口切りにしたみょうがを加える。

1人分 30kcal
- たんぱく質 … 1.0g
- 脂質 ……… 0.1g
- 食物繊維 … 1.7g

POINT

なすの皮はむいて使用。切り方も繊維を断つように半分に切ってから斜め切りにしている。

きゅうりで作った緑酢が すずしげなあえ物
ささ身とトマトの緑酢あえ

[材料・2人分]

鶏ささ身…120g
トマト…30g（1/4個）
きゅうり…90g（1本）
塩…少々
酒…小さじ1
しょうがの薄切り…2枚

A
- 酢…大さじ1
- 砂糖…小さじ1
- 塩…小さじ1/6

[作り方]

1. ささ身は筋をとり、耐熱容器に入れて塩、酒を振り、しょうがをのせ、ふんわりラップをかけて電子レンジ（600W）で2分加熱する。冷めたら太めにさく。トマトは湯むきをし、種をとって乱切りにする。
2. きゅうりは皮をむいてすりおろし、Aを加えまぜ合わせ、ささ身、トマトとあえる。

1人分 87kcal
- たんぱく質 … 14.5g
- 脂質 ……… 0.6g
- 食物繊維 … 0.8g

POINT

トマトは皮と種をとり除いて、おなかにやさしく。きゅうりは皮が気にならなければむかなくても。

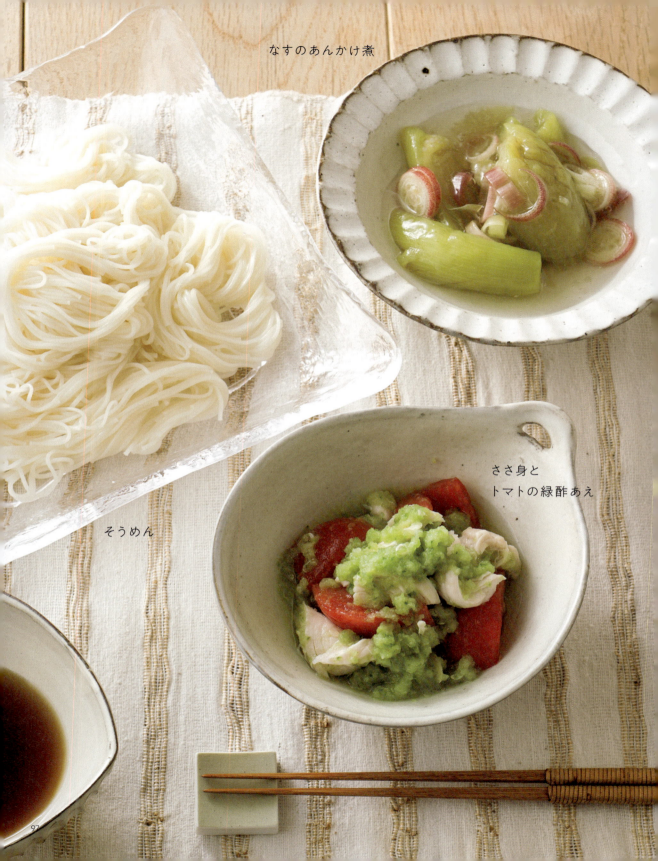

なすのあんかけ煮

そうめん

ささ身と
トマトの緑酢あえ

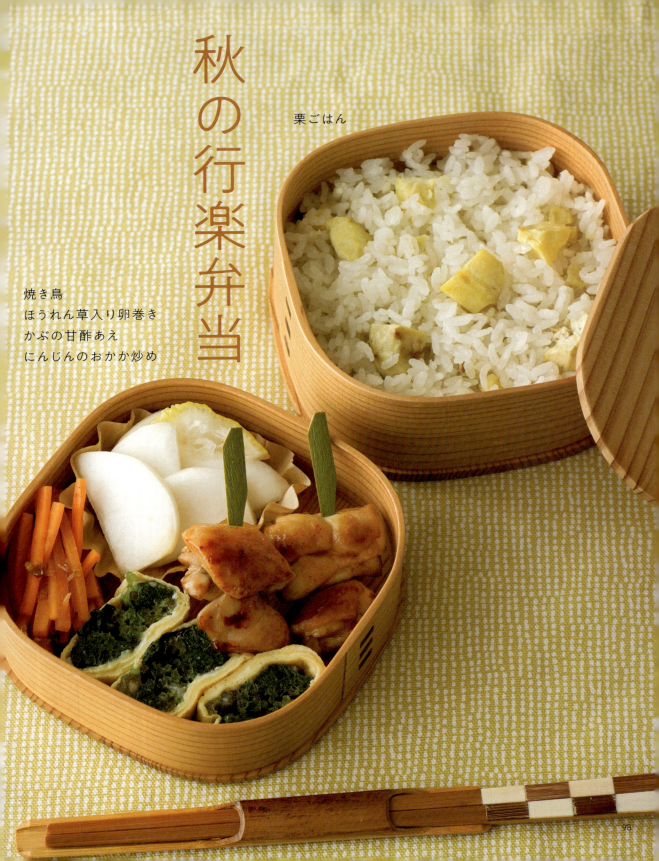

秋の行楽弁当

栗ごはん

焼き鳥
ほうれん草入り卵巻き
かぶの甘酢あえ
にんじんのおかか炒め

ゆずの香りがさわやか
かぶの甘酢あえ

[材料・2人分]

かぶ…80g（1個）
塩…少々
甘酢
酢…小さじ1
砂糖…小さじ1/2
ゆずの皮…少々

[作り方]

かぶは皮をむいて薄めのくし形切りにする。塩を振ってまぜ、しんなりしたら水けを軽くしぼり、甘酢とまぜ合わせる。

- 1人分 13kcal
- たんぱく質 … 0.2g
- 脂質 ……… 0g
- 食物繊維 … 0.6g

お弁当に秋色を添える
にんじんのおかか炒め

[材料・2人分]

にんじん…50g
A｜しょうゆ…小さじ1/2
　｜砂糖…2つまみ
　｜塩…少々
ごま油…小さじ1/2
削り節…1/8パック

[作り方]

にんじんはせん切りにする。フライパンにごま油を熱し、にんじんを炒め、水大さじ1とAを入れ、汁けがなくなるまでまぜながら弱火で炒める。削り節を加え、まぜ合わせる。

- 1人分 22kcal
- たんぱく質 … 0.6g
- 脂質 ……… 1.0g
- 食物繊維 … 0.6g

フライパンで焼き甘辛だれをからめる
焼き鳥

[材料・2人分]

鶏もも肉（皮なし）…120g
A｜しょうゆ…小さじ1と1/2
　｜みりん…小さじ1
　｜砂糖…小さじ1/4
オリーブ油…小さじ1/2

[作り方]

鶏肉は小さめのそぎ切りにする。フライパンに油を熱し、鶏肉を入れて焼き、火が通ったらAを加えからめる。串に刺す。

さらに低脂質にするには、むね肉やささ身で作っても。火の通りが気になれば、ふたをして蒸し焼きにする。

- 1人分 97kcal
- たんぱく質 … 11.8g
- 脂質 ……… 4.0g
- 食物繊維 … 0g

秋の香りがする旬の栗を炊き込んで
栗ごはん

[材料・2人分]

米…1合（180ml）
栗…4個
A｜みりん…小さじ1
　｜塩…小さじ1/6
　｜しょうゆ…2～3滴

[作り方]

1. 栗は皮をむき、1個を4つくらいに切って水にさらす。
2. 米は洗って炊飯器に入れ、目盛りの少し下まで水を加えて30分おく。Aを入れてまぜ、栗を入れて炊く。

- 1人分 341kcal
- たんぱく質 … 5.7g
- 脂質 ……… 0.9g
- 食物繊維 … 2.1g

ほうれん草をたっぷり巻いて彩りよく
ほうれん草入り卵巻き

[材料・2人分]

卵…1個
ほうれん草…80g
砂糖…小さじ1/2
塩…少々
しょうゆ…小さじ1/3
キャノーラ油…小さじ1/4

[作り方]

1. ほうれん草はゆでて半分に切り、しょうゆを振りかける。
2. 卵はほぐし、砂糖、塩を加えまぜる。卵焼き器を熱して油をひき、卵液を流し入れ、固まったらほうれん草をのせ、卵で巻きながら焼き、切り分ける。

卵焼き器はフッ素樹脂加工のものを使う。ほうれん草は繊維が気になるなら葉の部分だけを使う。

- 1人分 54kcal
- たんぱく質 … 4.0g
- 脂質 ……… 3.2g
- 食物繊維 … 1.1g

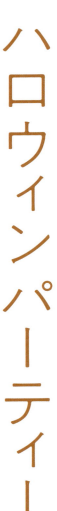

ハロウィンパーティー

ほくほくのかぼちゃの甘さ。丸い形が楽しい
焼かない かぼちゃコロッケ

[材料・2人分]

鶏むねひき肉…60g
玉ねぎ(みじん切り)…20g
バター…4g
かぼちゃ(種、わたをとり皮をむいたもの)
　…150g
塩…小さじ1/5
こしょう…少々
卵…1/2個
小麦粉…適量
生パン粉…20g
オリーブ油…小さじ1/2
プリーツレタス…少々

[作り方]

1　フライパンにバターをとかして玉ねぎを炒め、ひき肉を加えさらに炒める。水大さじ2を加え弱火で汁けがなくなるまで、ときどきまぜながら煮て、塩、こしょう各少々(分量外)を加える。

2　フライパンに油を熱し、生パン粉をきつね色になるまで炒り、細かく砕く。

3　かぼちゃはラップに包み、電子レンジ(600W)で2分加熱し、熱いうちにつぶし、塩、こしょうを加える。1と2を加えまぜ、6等分して丸め、小麦粉、とき卵、パン粉の順につける。

4　オーブンシートを敷いた天板に3を並べ、200度に予熱したオーブンで10分焼く。レタスと盛り合わせる。

　※オーブントースターを使う場合は8分ほど。

1人分 195kcal
たんぱく質 … 10.8g
脂質 ……… 6.5g
食物繊維 … 3.1g

POINT

生パン粉をあらかじめカリカリに炒ってあるので、油で揚げなくてもサクサクの食感に。

チーズを加えたコクのあるドレッシングで
焼きパプリカとブロッコリーのサラダ

[材料・2人分]

パプリカ(赤)…90g (1/2個)
ブロッコリー…60g
A | パルメザンチーズ…小さじ1
　| レモン汁…小さじ2
　| 水…小さじ1
　| 塩…小さじ1/6
　| 砂糖…1つまみ
　| こしょう…少々
　| パセリ(みじん切り)…小さじ1/2

[作り方]

1　パプリカはグリルで焼き、皮をむく。ブロッコリーは小房に分けてゆでる。

2　Aをまぜ合わせてドレッシングを作り、1をあえる。

1人分 31kcal
たんぱく質 … 2.2g
脂質 ……… 0.6g
食物繊維 … 2.0g

POINT

パプリカは直火で焼くと薄皮がむきやすく、やわらかくなる。ノンオイルのドレッシングは粉チーズとパセリで味わい深く。

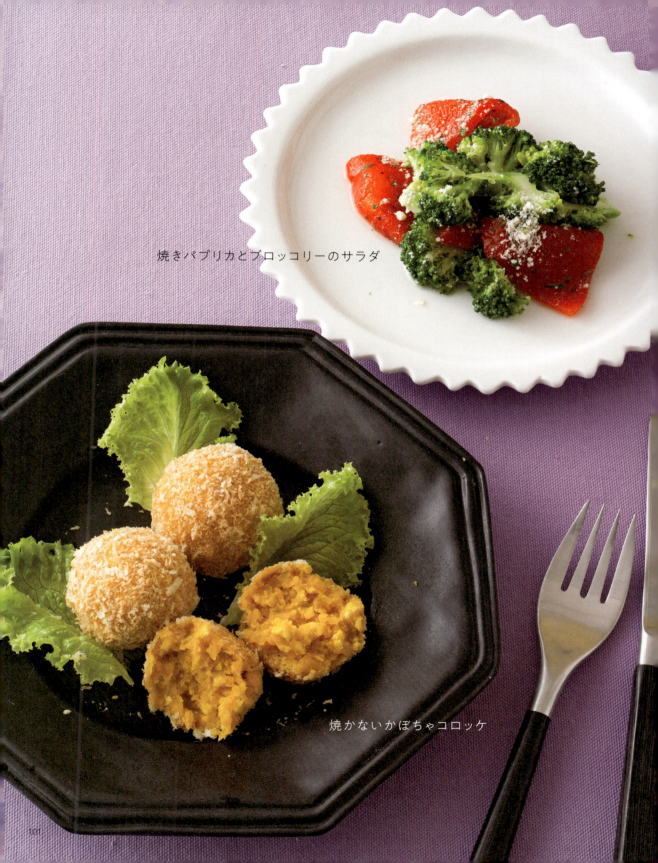

焼きパプリカとブロッコリーのサラダ

焼かないかぼちゃコロッケ

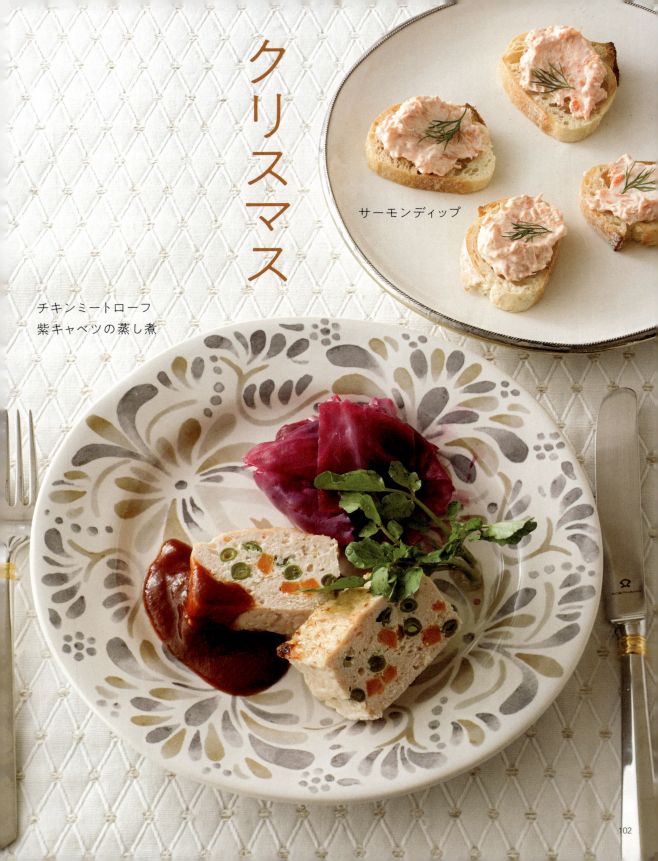

クリスマス

サーモンディップ

チキンミートローフ
紫キャベツの蒸し煮

食卓が一気に華やかになるきれいな紫色
紫キャベツの蒸し煮

[材料・2人分]

紫キャベツ…120g
A | 顆粒コンソメ…小さじ1/6
　| レモン汁…小さじ2
　| 砂糖…小さじ1/2
　| 塩…小さじ1/6
　| ローリエ…1/2枚
　| キャラウエイ…少々

[作り方]

キャベツは大きめに切る。鍋に水1/4カップとAを入れてまぜ、キャベツを入れふたをして中火にかける。煮立ったら弱火にし、やわらかくなるまで15分ほど煮る。

1人分 23kcal
たんぱく質 … 1.2g
脂質 ……… 0.1g
食物繊維 … 1.7g

クリスマスカラーの野菜がアクセント
チキンミートローフ

[材料・2人分]

鶏むねひき肉…200g
玉ねぎ(みじん切り)…40g
にんじん…30g
さやいんげん…8本
塩…小さじ1/5
こしょう、ナツメグ…各少々
卵…1/4個分
バター…小さじ1/2

ソース
デミグラスソース…小さじ2
トマトケチャップ…大さじ1と1/2
赤ワイン…小さじ1
水…大さじ1/2

[作り方]

1 にんじんは棒状に切ってゆでる。いんげんもゆでる。玉ねぎは耐熱容器にバターとともに入れ、ラップはかけず電子レンジ(600W)で30秒加熱し冷ます。

2 ソースの材料は耐熱容器に入れてまぜ、ラップをかけず電子レンジ(600W)で50秒加熱する。

3 ひき肉をボウルに入れ、塩、こしょう、ナツメグ、卵を加え、粘りが出るまでまぜる。玉ねぎを加えてまぜ合わせる。

4 アルミホイルで6×10cmくらいの型を作り、内側に薄く油(分量外)を塗り、3の1/3量を入れ平らにし、にんじん、いんげんの半量を並べる。その上に3の1/3量をのせ、にんじん、いんげんを並べ、残りの3を詰める。200度に予熱したオーブンで20分焼く。あら熱をとり、切り分けて器に盛り、ソースをかける。あればクレソンを添える。

1人分 199kcal
たんぱく質 … 23.1g
脂質 ……… 7.6g
食物繊維 … 1.4g

POINT
にんじんといんげんで彩りよく。鶏むね肉のひき肉を使っているので低脂質。デミグラスソースは市販の小分けタイプが便利。

塩鮭を使うので味つけがカンタン。オードブルに
サーモンディップ

[材料・2人分]

甘塩鮭…1/4切れ(20g)
プレーンヨーグルト…1/2カップ
A | 玉ねぎのみじん切り…小さじ1
　| にんにくのみじん切り…少々
　| 塩、こしょう…各少々
バゲット(薄切り)…4枚(30g)

[作り方]

1 鮭はゆでて皮と骨をとり除き、細かくほぐす。ヨーグルトはキッチンペーパーを敷いたざるに入れ、30分ほどおいて水けをきる。Aの玉ねぎは水にさらす。

2 ヨーグルトに鮭とAを加えまぜる。軽く焼いたバゲットに塗り、あればディルを添える。

1人分 94kcal
たんぱく質 … 5.5g
脂質 ……… 2.8g
食物繊維 … 0.5g

POINT
マヨネーズやクリームチーズではなくヨーグルトを使ったディップ。低脂肪ヨーグルトを使えば、より低脂質になる。

野菜レシピ

クローン病では食物繊維に注意が必要ですが、
極端に野菜を制限するとビタミンやミネラルが不足したり、
腸の働きを弱めてしまうことも。
繊維を断ち切る、やわらかくするなど調理に工夫しましょう。

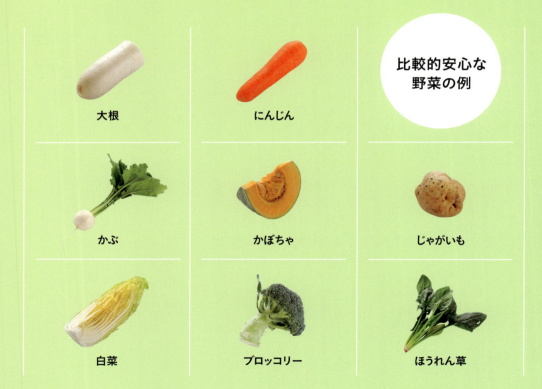

比較的安心な野菜の例

- 大根
- にんじん
- かぶ
- かぼちゃ
- じゃがいも
- 白菜
- ブロッコリー
- ほうれん草

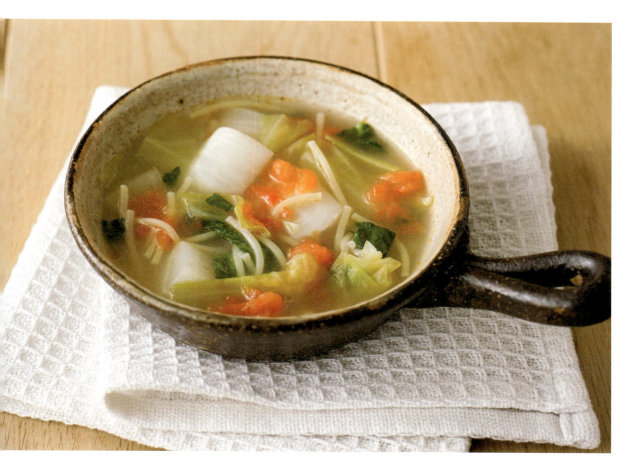

やわらかく煮た野菜とパスタのスープ
ミネストローネスープ

1人分
81kcal

たんぱく質 … 2.6g
脂質 ……… 1.4g
食物繊維 … 2.4g

[材料・2人分]

玉ねぎ…50g(1/4個)
トマト…60g(1/2個)
キャベツ…60g(1枚)
かぶ…80g(1個)
かぶの葉…20g
にんにくの薄切り…1枚
ローリエ…1/2枚
顆粒コンソメ…小さじ1/3
スパゲッティ(乾)…20g
塩…小さじ1/4
こしょう…少々
オリーブ油…小さじ1/2

[作り方]

1 玉ねぎ、かぶは角切りにする。トマトは皮をむいて種をとり、角切りにする。キャベツは大きめの角切りにする。かぶの葉はゆでて刻む。

2 鍋に油を入れて熱し、にんにく、玉ねぎを炒め、水2カップ、コンソメ、ローリエ、かぶ、トマト、キャベツを加えて煮立てる。短く折ったスパゲッティを加えまぜ、ふたをし、煮立ったら弱火にして10分ほど煮る。塩、こしょうで味をととのえ、かぶの葉を加える。

POINT

トマトは皮と種を除いて使用。野菜は大根やカリフラワー、ズッキーニなどを使っても。パスタはゆでたマカロニでもOK。

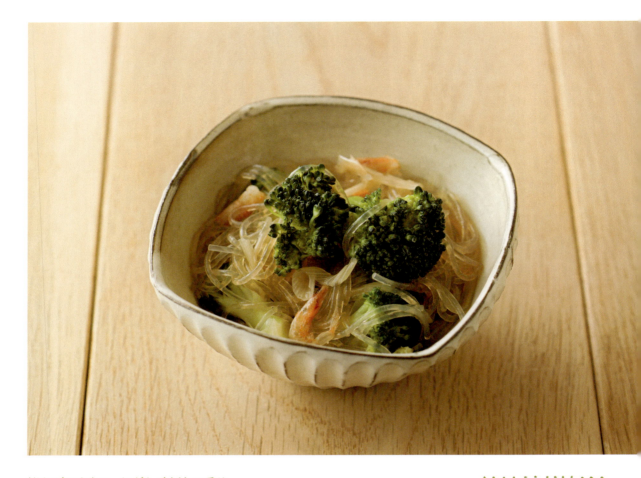

桜えびのうまみ、ねぎとごま油の香り
ブロッコリーと春雨のえび風味

1人分 71kcal

たんぱく質 … 2.7g
脂質 ……… 1.3g
食物繊維 … 2.4g

[材料・2人分]

ブロッコリー…80g
春雨(乾燥)…20g
桜えび…2つまみ
ねぎ…3cm
ごま油…小さじ1/2
A | だし…1/2カップ
　| しょうゆ…小さじ2
　| 砂糖…小さじ1/2
　| 塩…少々

[作り方]

1 ブロッコリーは小房に分けてゆでる。春雨は熱湯に入れてもどし、食べやすく切る。ねぎは縦半分に切り、さらに斜め切りにする。桜えびはあらく刻む。

2 鍋に油を熱し、ねぎを炒め、香りが立ったら桜えびを加えて炒め、A、ブロッコリー、春雨を加え、煮立ったら弱火にして4〜5分煮る。

POINT

消化のよい春雨を加えたメニュー。桜えびは刻んで使う。桜えびのだしがブロッコリーにしみておいしい。

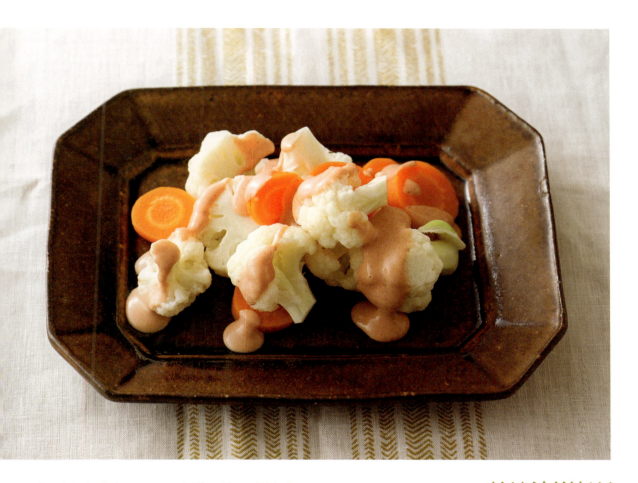

まろやかな酸味のソースで野菜の甘みが引き立つ
カリフラワーとにんじんのオーロラサラダ

1人分 39kcal
たんぱく質 … 2.0g
脂質 ……… 1.2g
食物繊維 … 2.1g

[材料・2人分]

カリフラワー…100g
にんじん…40g

オーロラマヨネーズ
低カロリーマヨネーズ、
　トマトケチャップ…各小さじ2
低脂肪牛乳…小さじ1
塩、こしょう…各少々

[作り方]

1. カリフラワーは小房に分け、にんじんは輪切りにし、ゆでて器に盛る。
2. オーロラマヨネーズの材料をまぜ合わせ、1にかける。

POINT

低カロリーマヨネーズにケチャップと低脂肪牛乳を加えることで、脂質の量を抑えることができる。野菜は好みのやわらかさにゆでる。

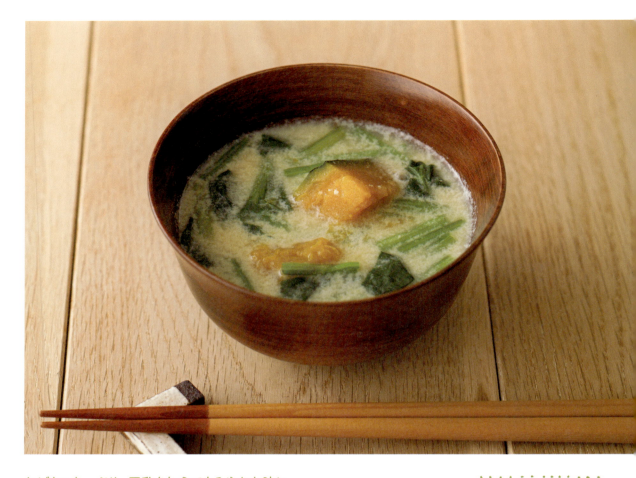

かぼちゃたっぷり。豆乳を加えてまろやかな味に
かぼちゃの豆乳みそ汁

1人分
87kcal

たんぱく質 … 4.4g
脂質 ……… 1.6g
食物繊維 … 2.8g

[材料・2人分]

かぼちゃ（種とわたをとり）
　…100g
ほうれん草…50g
だし…1カップ
豆乳…1/2カップ
みそ…小さじ2

[作り方]

1　かぼちゃはところどころ皮をむき、角切りにする。ほうれん草はゆでて2cm長さに切る。
2　鍋にだし、かぼちゃを入れてふたをして煮る。やわらかくなったら、豆乳、ほうれん草を入れ、みそをとき入れ、ひと煮立ちさせる。

緑黄色野菜のみそ汁。豆乳でたんぱく質もとれる。かぼちゃの皮が気になれば皮をすべてむいて使う。ほうれん草は繊維が気になれば葉のみ使う。

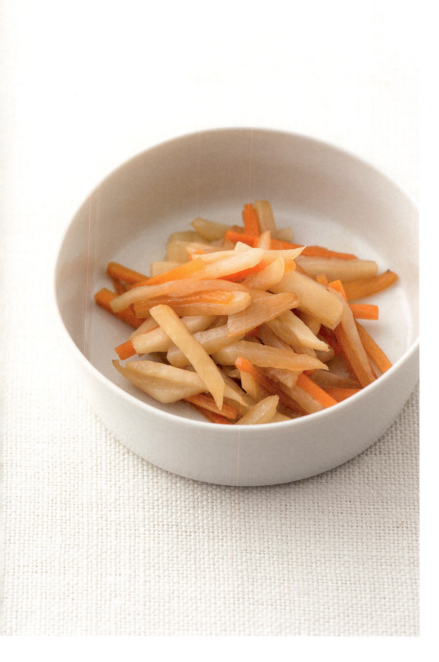

食物繊維が少なく
負担がかかりにくいかぶで

かぶとにんじんの
きんぴら風

[材料・1人分]

かぶ…30g
にんじん…20g

A｜だし…大さじ1
　｜しょうゆ、砂糖、みりん
　｜…各小さじ1/2

キャノーラ油…小さじ1/2

[作り方]

1 かぶは皮をむいて太めのせん切りにする。にんじんは太めのせん切りにして、下ゆでする。
2 Aは合わせる。
3 フライパンに油を熱して1を炒め、しんなりしたら2を加え、全体にからめるように炒め合わせる。

1人分
47kcal

たんぱく質 … 0.6g
脂質 ……… 2.1g
食物繊維 … 0.9g

ごぼうは不溶性食物繊維が多いので、かぶを使用。にんじんを下ゆでしておくので、やわらかく食べやすい。多めに作って常備菜に。

ジュースで煮るだけのかんたんさ
さつまいもの オレンジジュース煮

[材料・1人分]

さつまいも（皮なし）…60g（1/3本）
オレンジジュース…1/2カップ

[作り方]

1 さつまいもは一口大に切り、水にさらす。
2 なべにさつまいもとひたひたの水を入れて中火にかけ、さつまいもに火が通ったらオレンジジュースを加えて煮汁が少し残る程度まで煮る。

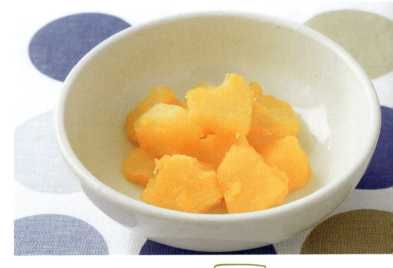

1人分 122kcal
たんぱく質 … 1.5g
脂質 ……… 0.1g
食物繊維 … 1.6g

POINT
砂糖を少し加えてすりつぶし、ラップで茶巾しぼりにすればおやつにも。さつまいもは食べておなかが張るようなら控える。

さっぱりした味わい。肉じゃが風の煮物
じゃがいものそぼろ煮

[材料・2人分]

新じゃがいも…320g（小4個）
鶏むねひき肉…50g
キャノーラ油…小さじ1
A ┃ めんつゆ（2倍濃縮タイプ）…小さじ2
　┃ しょうゆ…小さじ2
　┃ 塩…2つまみ
かたくり粉…小さじ2

[作り方]

1 じゃがいもは一口大に切る。
2 小鍋に油を熱し、ひき肉、じゃがいもの順に炒め、ひたひたの水とAを加えてやわらかくなるまで煮る。
3 水小さじ2でといたかたくり粉でとろみをつける。器に盛り、あれば万能ねぎの斜め切りをのせる。

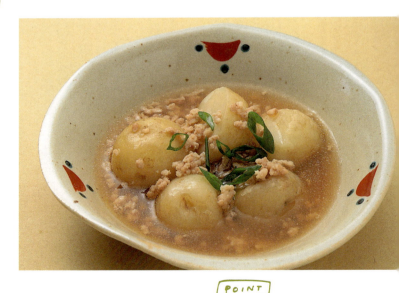

1人分 150kcal
たんぱく質 … 7.6g
脂質 ……… 3.6g
食物繊維 … 1.3g

POINT
脂質を抑えるには鶏ひき肉はむね肉がおすすめ。鶏肉のくさみが気になればしょうが汁を加えるとよい。

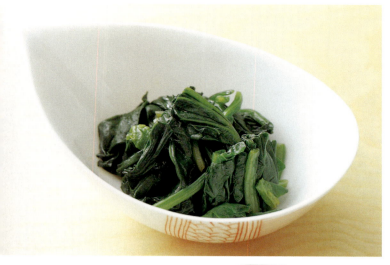

少量のごま油で韓国風のあえ物に
ほうれん草のナムル

[材料・1人分]

ほうれん草…60g（2〜3株）

A しょうゆ…小さじ1/2
　 砂糖…ひとつまみ
　 ごま油…少々

[作り方]

1 ほうれん草は熱湯に根元から入れ、色が変わったら葉まで入れる。途中で上下を返し、1〜2分ゆでて冷水にとり、水けをしぼって適当な長さに切る。

2 よくまぜたAであえる。

1人分 24kcal
たんぱく質 … 1.6g
脂質 ……… 1.2g
食物繊維 … 1.7g

POINT
ほうれん草のシュウ酸を除くためには、シュウ酸は水溶性なので、たっぷりの湯でゆでてから水にさらして食べるのがおすすめ。

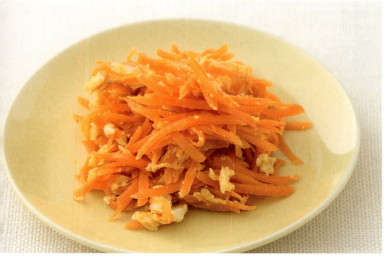

めんつゆで、人気の沖縄料理を手軽に
にんじんしりしり

[材料・作りやすい分量・4人分]

にんじん…1本（150g）
卵…1個
めんつゆ（ストレート）…大さじ1
キャノーラ油…大さじ1/2

[作り方]

1 にんじんはスライサーでせん切りにする。卵はときほぐす。

2 フライパンに油を熱して、にんじんを炒め、しんなりしたら、めんつゆを加えて全体になじませる。

3 とき卵を回し入れ、炒め合わせる。

1人分 49kcal
たんぱく質 …2.0g
脂質 ……… 2.9g
食物繊維 … 0.9g

POINT
味つけはめんつゆだけでかんたん。2でにんじんがかたいようなら、水を少し加えて炒め煮にする。お弁当のおかずにも。

おやつ＆デザート

発酵食品のヨーグルトや甘酒、
おなかにやさしい果物のりんごやバナナを使い、
低脂質でかんたんに作れる
おやつとデザートのレシピをそろえました。
どれも家族みんなで楽しめます。

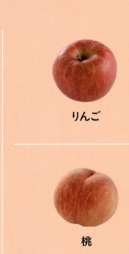
りんご

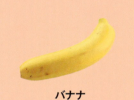
バナナ

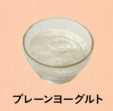
桃

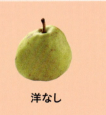
洋なし

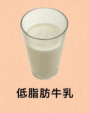
低脂肪牛乳

プレーンヨーグルト

比較的安心な食材例

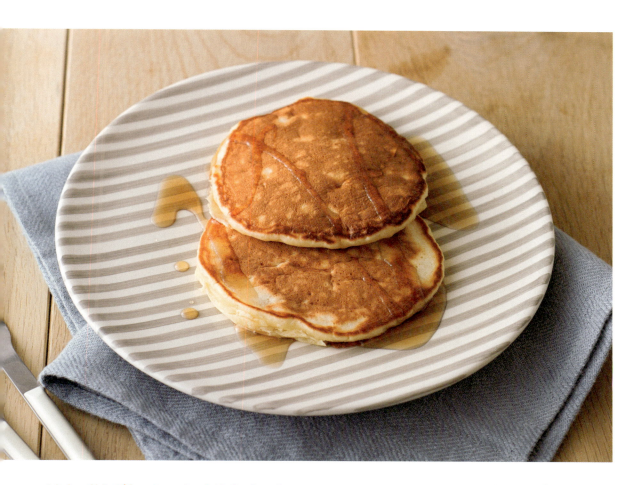

バナナの甘みがおいしい、しっとりパンケーキ
バナナヨーグルトパンケーキ

1人分
362kcal

たんぱく質 … 8.8g
脂質 ……… 6.6g
食物繊維 … 1.5g

[材料・2人分]

バナナ…90g（小1本）
卵…1個
薄力粉…80g
プレーンヨーグルト…大さじ5
低脂肪牛乳…大さじ2
砂糖…大さじ2
ベーキングパウダー…小さじ1/2
バニラエッセンス…少々
キャノーラ油…小さじ1
メープルシロップ…大さじ2

[作り方]

1 薄力粉とベーキングパウダーは合わせてふるっておく。
2 ボウルに卵、砂糖を入れてまぜ、ヨーグルト、牛乳を加えまぜる。フォークなどでつぶしたバナナを加えてまぜ、エッセンス、**1**を加えまぜ合わせる。
3 フライパンを熱し、油を薄くひき、**2**を1/4量ずつまるく焼く。器に盛り、シロップをかける。

POINT

バナナは水溶性の食物繊維を含むのでIBDの人におすすめ。エネルギーにもなりやすい。

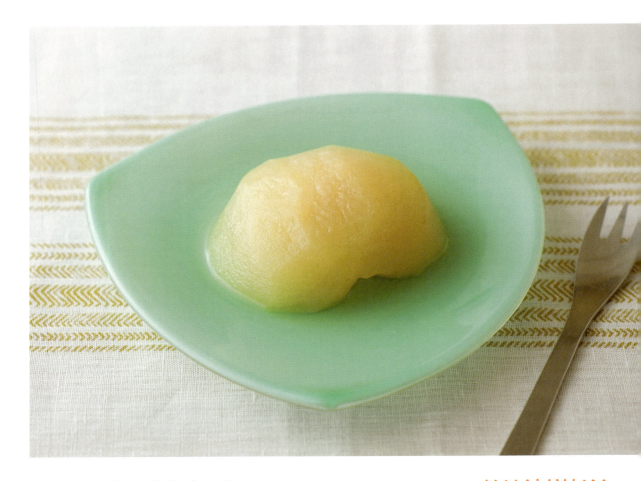

カットしてヨーグルトにまぜて食べても
りんごのコンポート

[材料・4人分]

りんご…250ｇ（小2個）
砂糖…大さじ4
白ワイン…大さじ1
シナモンスティック…3cm
レモン…輪切り1枚

[作り方]

1 りんごは半分に切り、芯を除き皮をむく。
2 小鍋に砂糖とワインを入れて煮立て、りんご、シナモン、レモンを入れ、クッキングシートで落としぶたを作ってかぶせ、さらにふたをする。煮立ったら弱火にして15分煮、そのまま冷ます。

1人分
109kcal

たんぱく質 … 0.1ｇ
脂質 ……… 0.3ｇ
食物繊維 … 1.8ｇ

りんごは水溶性の食物繊維のペクチンが多く、IBDの人におすすめの果物。りんごの種類は好みのものでOK。

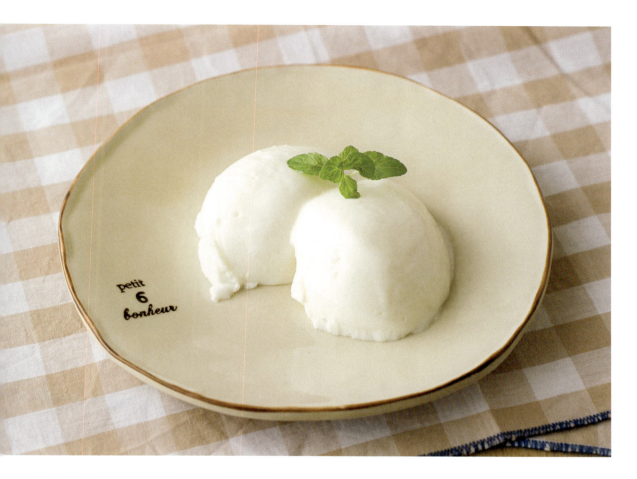

水をきったヨーグルトはまろやかでクリーミー
水きりヨーグルトのチーズケーキ風

[材料・3人分]

プレーンヨーグルト…1と1/2カップ
砂糖…大さじ4
粉ゼラチン（ふやかさないタイプ）…5g
バニラエッセンス…少々
レモン汁…小さじ1

[作り方]

1. ヨーグルトはキッチンペーパーを敷いたざるに入れ、30分ほどおいて水けをきる。
2. 鍋に水1/2カップ、砂糖を入れて煮とかし、ゼラチンを振り入れてとかす。
3. あら熱をとってから**2**をヨーグルトに加えまぜ、バニラエッセンス、レモン汁を加えまぜる。容器に入れ、冷蔵庫で冷やし固める。
4. 大きめのスプーンですくい、器に盛り、あればミントを添える。

1人分
114kcal

たんぱく質 … 5.1g
脂質 ……… 3.0g
食物繊維 … 0g

ヨーグルトは水をきるとクリーミーでチーズのような食感になる。低脂肪や無脂肪ヨーグルトを使うとさらに脂質を抑えられる。

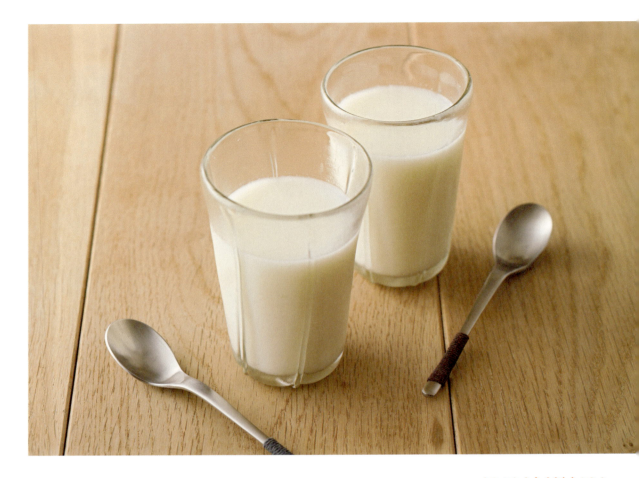

発酵食品の甘酒を使った、あっさりスイーツ
甘酒ミルクゼリー

1人分
97kcal

たんぱく質 … 5.0g
脂質 ……… 0.8g
食物繊維 … 0.2g

[材料・2人分]

甘酒（ストレートタイプ）…1/2カップ
低脂肪牛乳…3/4カップ
砂糖…大さじ1
粉ゼラチン（ふやかさないタイプ）…3g

[作り方]

1 鍋に牛乳、砂糖を入れてまぜ、弱火にかけて50〜60度にあたためる。ゼラチンを振り入れてとかし、甘酒を加えまぜ合わせる。

2 大きめのボウルなどに水を張り、**1**の鍋をつけて、ときどきまぜながら、軽くとろみがついたらゼリー液を器に流し入れ、冷蔵庫で冷やし固める。

甘酒は米と麹を使って作る発酵食品。ビタミンB群が豊富。

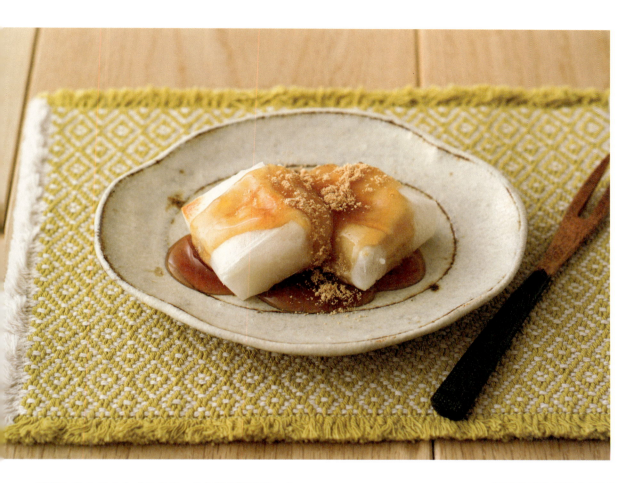

簡単に作れるみたらしあん。きな粉がアクセント
焼きもちのみたらしあん

[材料・3人分]

もち…100g（2個）

A｜砂糖…大さじ1
　｜しょうゆ…小さじ2
　｜みりん…小さじ2
　｜水…大さじ3

かたくり粉…小さじ1
きな粉…小さじ1/2

[作り方]

1　もちは1/3に切って焼き、器に盛る。

2　鍋にAを合わせて火にかけ、煮立ったら小さじ2の水でといたかたくり粉でとろみをつけ煮立てる。あんを1にかけ、きな粉を振る。

1人分
160kcal

たんぱく質 … 2.7g
脂質 ……… 0.4g
食物繊維 … 0.3g

消化のよいもちを使った、手軽に作れるおやつ。もちのかわりに白玉で作ってもおいしい。

具合が悪いときの ごはん

体調が悪いときは腸を休ませることが大事です。
落ち着いてきたら、おかゆやスープなど、
低脂質でおなかにやさしい食べ物で、水分と炭水化物、
ミネラルなどの栄養分を補給しましょう。

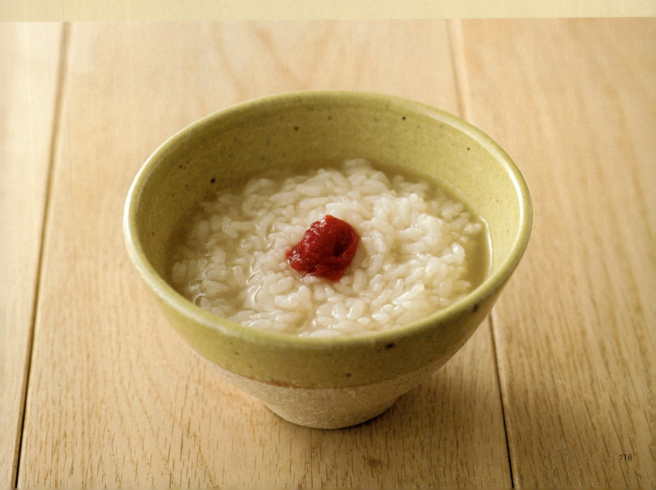

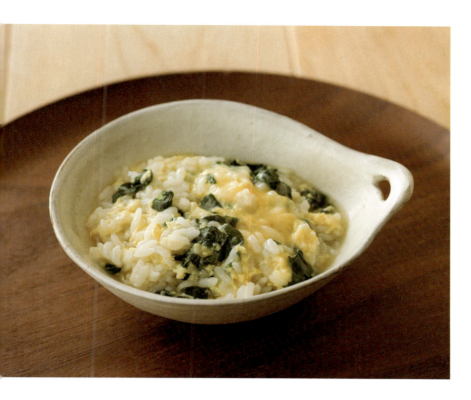

消化のよい卵でとじた雑炊。
ほうれん草は葉先を

卵とほうれん草の雑炊

[材料・2人分]

ごはん…200g
ほうれん草（葉先）…60g
卵…1個
だし…1と1/2カップ
しょうゆ…小さじ1
塩…小さじ1/4

[作り方]

1 ほうれん草はゆでて刻む。鍋にだしを煮立て、ごはんを入れてふたをし、煮立ったら弱火で5分ほど煮る。

2 塩、しょうゆ、ほうれん草を加えまぜ、割りほぐした卵を回し入れる。ふたをして火を止め、余熱で火を入れる。

1人分
217kcal

たんぱく質 … 6.9g
脂質 ……… 3.0g
食物繊維 … 1.1g

POINT

腸に負担にならないように、ほうれん草は葉先のみを使い、やわらかくゆでて細かく刻んで加える。卵で消化のよいたんぱく質もとれる。

おなかにやさしく、
香りのよい麦茶で
作るおかゆ

梅茶がゆ

[材料・2人分]

ごはん…200g
麦茶…1と1/2カップ
梅干し…1個

[作り方]

鍋に麦茶を煮立て、ごはんを入れてふたをし、煮立ったら弱火で5分ほど煮る。器に盛り、梅干しを添える。

1人分
171kcal

たんぱく質 … 2.5g
脂質 ……… 0.3g
食物繊維 … 0.4g

POINT

カフェインが入っていない麦茶で作る茶がゆ。麦茶はお湯で沸かして入れると香りが高いが、ペットボトルの麦茶を使っても。

なめらかで口当たりのよい豆腐を
白がゆにかけて
豆腐あんかけがゆ

[材料・2人分]

ごはん…200g
絹ごし豆腐
　…100g(1/3丁)

A｜だし…1/2カップ
　｜しょうゆ…大さじ1
　｜みりん…小さじ1

かたくり粉…小さじ2

[作り方]

1 鍋に熱湯1と1/2カップ、ごはんを入れ、ふたをして火にかけ、煮立ったら弱火にして5分ほど煮、白がゆを作る。
2 豆腐は小さめの角切りにする。鍋にAを入れて煮立て、豆腐を加え2分ほど煮、水小さじ4でといたかたくり粉を加え、とろみをつける。
3 白がゆを器に盛り、2をかける。

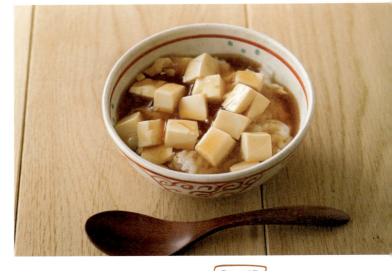

1人分 221kcal

たんぱく質 … 5.8g
脂質 ……… 1.8g
食物繊維 … 0.5g

POINT
良質なたんぱく質を豊富に含み、消化のよい絹ごし豆腐を使ったおかゆ。あんかけにし、さらに口当たりをよくしている。

トマトのうまみを生かした
コンソメ味のおかゆ
洋風トマトがゆ

[材料・2人分]

ごはん…200g
じゃがいも
　…80g(小1個)
トマト…60g(1/2個)
顆粒コンソメ
　…小さじ1/3
塩…少々

[作り方]

1 トマトは湯むきをして種をとり、小さめの角切りにする。じゃがいもは角切りにし、水にさらす。
2 鍋に水1と1/2カップ、コンソメ、じゃがいもを入れ、ふたをして火にかけ、煮立ったら弱火にしてじゃがいもがやわらかくなるまで煮る。ごはん、トマトを加え、さらに5分ほど煮、塩で味をととのえる。

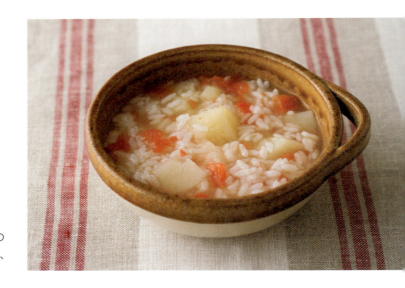

1人分 205kcal

たんぱく質 … 3.4g
脂質 ……… 0.4g
食物繊維 … 1.1g

POINT
トマトのやさしい酸味とじゃがいもの甘みを生かしたおかゆ。

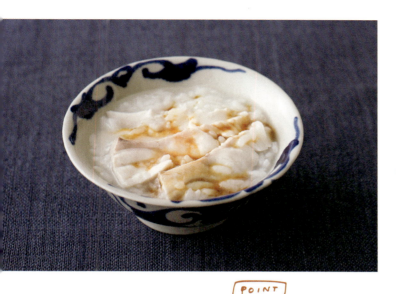

お刺し身を使ったおかゆは、
酢じょうゆで

白身魚のおかゆ

［材料・2人分］

ごはん…200g
白身魚（刺し身用）…80g
A ｜ しょうゆ…小さじ1
　　｜ 酢…小さじ1/2

［作り方］

1 鍋に湯1と1/2カップとごはんを入れ、中火にかけ、ふたをして煮立ったら弱火にして5分ほど煮る。薄切りにした刺し身を加え、さっと火を通す。

2 器に盛り、Aを回しかける。

1人分
228kcal

たんぱく質 … 11.0g
脂質 ……… 2.6g
食物繊維 … 0.3g

POINT
低脂質で良質なたんぱく質を含む白身魚の刺し身を利用。白身魚はたい、ひらめ、すずきなど。魚の量は体調によって加減を。

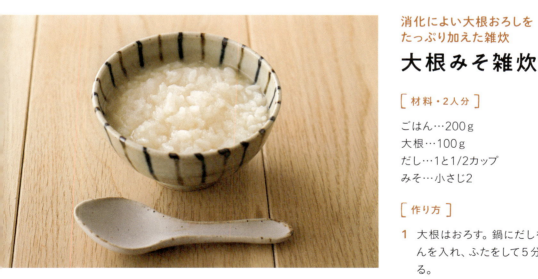

消化によい大根おろしを
たっぷり加えた雑炊

大根みそ雑炊

［材料・2人分］

ごはん…200g
大根…100g
だし…1と1/2カップ
みそ…小さじ2

［作り方］

1 大根はおろす。鍋にだしを煮立て、ごはんを入れ、ふたをして5分ほど弱火で煮る。

2 みそをとき入れ、汁けをきった大根おろしを加え、ひと煮立ちさせる。

1人分
192kcal

たんぱく質 … 3.9g
脂質 ……… 0.7g
食物繊維 … 1.2g

POINT
大根をすりおろすことで繊維が細かくなる。また、加熱することで甘みが出る。みそは好みのものを。

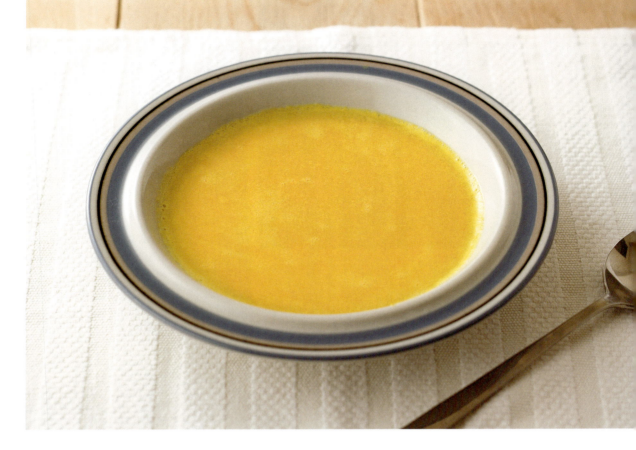

β-カロテンの豊富なかぼちゃと豆乳のスープ
かぼちゃのポタージュ

[材料・2人分]

かぼちゃ（皮をむいて）…100g
玉ねぎ…30g
顆粒コンソメ…小さじ1/3
豆乳…1/2カップ
塩…少々

[作り方]

1 かぼちゃ、玉ねぎは薄切りにし、鍋に水1カップ、コンソメとともに入れ、ふたをして火にかける。煮立ったら弱火にして10分煮、ミキサー（またはブレンダー）にかけてなめらかにし、鍋に戻す。
2 1に豆乳を加えて中火にかけ、ひと煮立ちさせ、塩で味をととのえる。

1人分
75kcal

たんぱく質 … 2.9g
脂質 ……… 1.2g
食物繊維 … 2.1g

かぼちゃには、ビタミン、ミネラルが多く含まれている。糖質も多くエネルギーの補給にも。

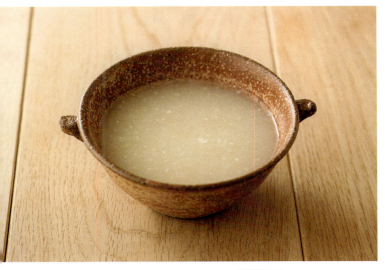

やわらかく煮たかぶを
鍋の中でつぶすだけ

かぶの和風ポタージュ

[材料・2人分]

かぶ…160g(2個)
だし…1と1/2カップ
みそ…小さじ1と1/2
塩…少々

[作り方]

かぶは皮をむいて一口大に切り、鍋にだしとともに入れ、ふたをして火にかけ、やわらかくなるまで煮る。お玉などでつぶし、みそをとき入れ、ひと煮立ちさせ、塩で味をととのえる。

1人分 28kcal
たんぱく質 … 1.5g
脂質 ……… 0.4g
食物繊維 … 1.3g

POINT
食物繊維が少なくおなかに負担の少ないかぶをつぶれるまでやわらかく煮たスープ。みそ味でかぶの甘みが引き立つ。

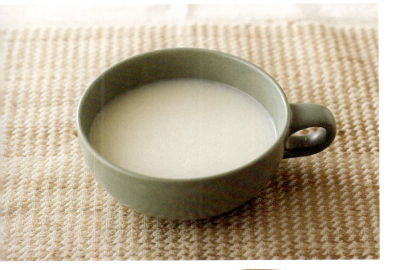

ごはんでとろみを、
スキムミルクでコクをプラス

カリフラワーのポタージュ

[材料・2人分]

カリフラワー…80g
ごはん…20g
顆粒コンソメ
　…小さじ1/3
スキムミルク
　…大さじ1
塩…少々

[作り方]

1 カリフラワーはゆでてざく切りにし、鍋に水1カップとコンソメ、ごはんとともに入れる。ふたをして火にかけ、煮立ったら弱火にして5分ほど煮て、ミキサー(またはブレンダー)にかけてなめらかにし、鍋に戻す。

2 水1/2カップでといたスキムミルクを加えまぜ、中火にかけてあたため、塩で味をととのえる。

1人分 58kcal
たんぱく質 … 2.9g
脂質 ……… 0.2g
食物繊維 … 1.2g

POINT
カリフラワーの甘みが味わえる。スープにとろみをつけるのに消化のよいごはんを使用。スキムミルクでたんぱく質やカルシウムを補給。

ベースは和風だし。
あっさり味のスープ

じゃがいもの和風ポタージュ

[材料・2人分]

じゃがいも
　…100g（1個）
だし…1と1/2カップ
塩…小さじ1/6
しょうゆ
　…小さじ1/2
かたくり粉
　…小さじ2

[作り方]

1 じゃがいもは一口大に切り、水にさらす。鍋にだしとともに入れ、ふたをして火にかけ、煮立ったら弱火にして10分ほど煮る。

2 じゃがいもがやわらかくなったら、お玉などでつぶし、塩、しょうゆで味をととのえる。水小さじ4でといたかたくり粉を加えてとろみをつけ、ひと煮立ちさせる。

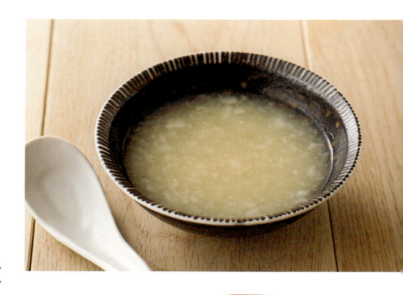

1人分 52kcal

たんぱく質 … 1.4g
脂質 ……… 0.1g
食物繊維 … 0.7g

POINT
やわらかく煮てつぶしたじゃがいもとかたくり粉のとろみ。簡単に作れて、口当たりも消化もよいスープ。

ほうれん草でビタミンとミネラルを補給

じゃがいもとほうれん草のポタージュ

[材料・2人分]

じゃがいも…80g（小1個）
ほうれん草（葉先）…50g
顆粒コンソメ
　…小さじ1/3
スキムミルク
　…大さじ1
塩…少々

[作り方]

1 じゃがいもは一口大に切り、水にさらす。ほうれん草はゆでてざく切りにする。

2 鍋にじゃがいも、水1と1/4カップ、コンソメを入れ、ふたをして火にかけ、煮立ったら弱火にして10分ほど煮る。

3 ほうれん草を加えて、ミキサー（またはブレンダー）にかけなめらかにする。鍋に戻し、水1/2カップでといたスキムミルクを加えまぜ、塩で味をととのえ、ひと煮立ちさせる。

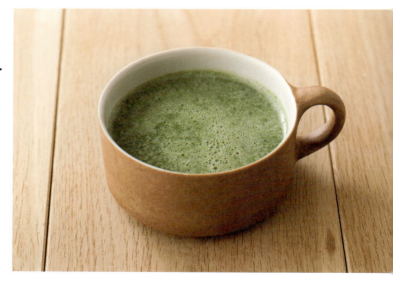

1人分 47kcal

たんぱく質 … 2.2g
脂質 ……… 0.2g
食物繊維 … 1.2g

POINT
ミキサーでなめらかにするのでさらに、おなかにやさしい。

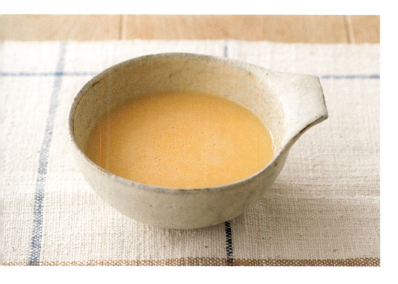

**にんじんのやさしい甘さ。
体もあたたまる**

にんじんポタージュ

[材料・2人分]

にんじん…60g　　スキムミルク
顆粒コンソメ　　　　…大さじ1
　…小さじ1/3　　塩…少々
ごはん…20g

[作り方]

1　にんじんは薄切りにし、ごはん、水1カップ、コンソメとともに鍋に入れ、ふたをして火にかけ、煮立ったら弱火にしてにんじんがやわらかくなるまで10分ほど煮る。あら熱をとり、ミキサー（またはブレンダー）にかけてなめらかにする。

2　鍋に戻し、水1/2カップでといたスキムミルクを加えまぜ、中火にかけてあたため、塩で味をととのえる。

1人分　40kcal

たんぱく質 … 1.5g
脂質 ……… 0.1g
食物繊維 … 0.8g

POINT
ごはんでとろみをつけ、スキムミルクでたんぱく質とカルシウムを補給。

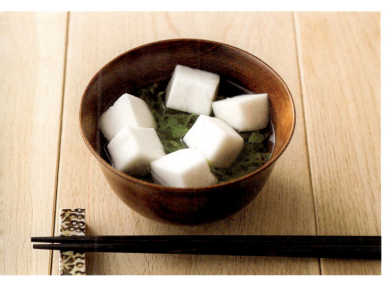

**栄養価が高く消化のよい
はんぺんを使って**

はんぺんのお吸い物

[材料・2人分]

はんぺん…大1/3枚（40g）
ほうれん草（葉先）…30g
だし…1と1/2カップ
しょうゆ…小さじ1/2
塩…少々

[作り方]

1　はんぺんは小さめの角切りにし、ほうれん草はゆでて刻む。

2　鍋にだしを煮立て、はんぺんを入れ、塩、しょうゆで味をととのえ、ほうれん草を加える。

1人分　26kcal

たんぱく質 … 2.9g
脂質 ……… 0.3g
食物繊維 … 0.4g

POINT
はんぺんは白身魚のすり身、山いも、卵白などで作られているので、消化によく栄養価も高い。ほうれん草は消化のよい葉先だけを使用。

掲載メニューリスト

*各カテゴリーごとに、脂質量順に記載しています。メニュー選びの参考にしてください

〔 作りおきレシピ 〕 アレンジ

メニュー	脂質	ページ
じゃこおにぎり	0.7g	P.67
ほうれん草の炒り卵あえ	2.0g	P.69
鶏肉ウーロン茶煮のキャベツ炒め	4.6g	P.66
ビビンバ	5.0g	P.64
サンドイッチ	6.8g	P.65
チャーハン	7.1g	P.68

〔 ごはんレシピ 〕

メニュー	脂質	ページ
ツナとにんじんのピラフ	0.9g	P.70
チーズリゾット	2.2g	P.74
たいめし	3.0g	P.75
まぐろの手こねずし	3.2g	P.73
カキのリゾット	4.5g	P.74
鶏肉と大根の甘辛まぜごはん	5.5g	P.72
玉ねぎと麩の卵とじ丼	5.7g	P.75
オムライス	10.5g	P.71

〔 めんレシピ 〕

メニュー	脂質	ページ
梅とろろそば	1.4g	P.81
鶏そば	2.2g	P.80
冷やし中華風そうめん	2.3g	P.77
ほうとう風うどん	4.3g	P.80
ちゃんぽん風うどん	5.2g	P.76
サーモントマトスパゲッティ	8.2g	P.79
ブロッコリークリームパスタ	8.4g	P.78

〔 人気メニュー 〕

メニュー	脂質	ページ
和風カレー	2.0g	P.82
塩ラーメン	3.2g	P.87
ポテトサラダ	4.0g	P.88
カキとえびのグラタン	5.1g	P.90
コーンクリームシチュー	5.7g	P.85
揚げないから揚げ	6.1g	P.84
牛丼	8.1g	P.86
ポークカレー	8.2g	P.83
しらすのピザ	8.6g	P.91
ハンバーグ	9.1g	P.89

身近な食材を使った安心ごはん 〔 魚・カキ 〕

メニュー	脂質	ページ
カキとかぶのゆず風味煮	1.1g	P.37
カキのみそ焼き	1.2g	P.37
たらのホイル焼き	2.6g	P.32
白身魚の西京焼き	3.0g	P.34
カキフライ	3.4g	P.36
かれいのおろし煮	3.8g	P.35
たいのお刺し身サラダ	5.3g	P.32
きんめだいのじょうよ蒸し	5.5g	P.34
あじのトマト煮	6.8g	P.33
さばのヨーグルトみそ焼き	10.8g	P.31

身近な食材を使った安心ごはん 〔 鶏 〕

メニュー	脂質	ページ
ささ身となすの煮込み	0.6g	P.41
鶏レバーの甘辛煮	1.6g	P.45
ささ身の梅しそおかかサンド	1.7g	P.40
鶏むね肉のバターソテー	2.5g	P.43
親子煮	3.4g	P.43
鶏つくねと白菜のやわらか煮	3.5g	P.41
鶏ももの塩麹漬け焼き	3.5g	P.45
ささ身の青椒肉絲風	3.8g	P.39
チキンステーキ バルサミコソース	4.9g	P.42
チキンピカタ	5.7g	P.42
鶏肉と玉ねぎ、パプリカのケチャップしょうゆ炒め	6.4g	P.44

身近な食材を使った安心ごはん 〔 豆腐 〕

メニュー	脂質	ページ
肉みそがけ冷ややっこ	2.3g	P.50
えび蒸し豆腐	5.3g	P.48
しらすおろしがけ 冷ややっこ	6.4g	P.52
厚揚げのおろし煮	6.9g	P.53
辛くない麻婆豆腐	7.7g	P.47
豆腐の土佐焼き	7.9g	P.50
ゴーヤーチャンプルー	8.8g	P.49
鮭フレークのせ 冷ややっこ	9.2g	P.52
さんまのかば焼きのせ 冷ややっこ	9.6g	P.52
厚揚げのはさみ焼き	11.4g	P.53
豆腐のチーズ焼き	12.3g	P.51
さば缶と豆腐のレンジ蒸し	13.3g	P.51

身近な食材を使った安心ごはん 〔 卵 〕

メニュー	脂質	ページ
ひき肉と卵のそぼろ丼	4.8g	P.59
レンジ卵のおろしポン酢かけ	5.2g	P.58
じゃがいもとキャベツの卵とじ煮	5.3g	P.56
ほうれん草とにんじんの卵とじ	5.3g	P.59
小松菜と麩の卵とじ	5.3g	P.60
あんかけ茶わん蒸し	5.3g	P.60
かに玉	7.4g	P.55
トマトオムレツ	8.2g	P.57
アスパラと玉ねぎの卵炒め	8.9g	P.58

野菜レシピ

料理名	脂質	ページ
さつまいものオレンジジュース煮	0.1g	P.110
カリフラワーとにんじんのオーロラサラダ	1.2g	P.107
ほうれん草のナムル	1.2g	P.111
ブロッコリーと春雨のえび風味	1.3g	P.106
ミネストローネスープ	1.4g	P.105
かぼちゃの豆乳みそ汁	1.6g	P.108
かぶとにんじんのきんぴら風	2.1g	P.109
にんじんしりしり	2.9g	P.111
じゃがいものそぼろ煮	3.6g	P.110

おやつ＆デザート

料理名	脂質	ページ
りんごのコンポート	0.3g	P.114
焼きもちのみたらしあん	0.4g	P.117
甘酒ミルクゼリー	0.8g	P.116
水きりヨーグルトのチーズケーキ風	3.0g	P.115
バナナヨーグルトパンケーキ	6.6g	P.113

具合が悪いときのごはん

料理名	脂質	ページ
じゃがいもの和風ポタージュ	0.1g	P.124
にんじんポタージュ	0.1g	P.125
カリフラワーのポタージュ	0.2g	P.123
じゃがいもとほうれん草のポタージュ	0.2g	P.124
梅茶がゆ	0.3g	P.118
はんぺんのお吸い物	0.3g	P.125
洋風トマトがゆ	0.4g	P.120
かぶの和風ポタージュ	0.4g	P.123
大根みそ雑炊	0.7g	P.121
かぼちゃのポタージュ	1.2g	P.122
豆腐あんかけがゆ	1.8g	P.120
白身魚のおかゆ	2.6g	P.121
卵とほうれん草の雑炊	3.0g	P.119

家族みんなで楽しむ季節の料理

お正月の料理

料理名	脂質	ページ
菊花かぶ	微量	P.92
しいたけ風味のお煮しめ	3.4g	P.92
きんめだいの西京焼き ゆず風味	6.4g	P.92

春のお祝い膳

料理名	脂質	ページ
生ゆばのお吸い物	2.1g	P.94
たいのちらしずし	8.9g	P.94

そうめんの夏献立

料理名	脂質	ページ
なすのあんかけ煮	0.1g	P.96
ささ身とトマトの緑酢あえ	0.6g	P.96
そうめん	0.8g	P.96

秋の行楽弁当

料理名	脂質	ページ
かぶの甘酢あえ	0g	P.98
栗ごはん	0.9g	P.98
にんじんのおかか炒め	1.0g	P.98
ほうれん草入り卵焼き	3.2g	P.98
焼き鳥	4.0g	P.98

ハロウィンパーティー

料理名	脂質	ページ
焼きパプリカとブロッコリーのサラダ	0.6g	P.100
焼かないかぼちゃコロッケ	6.5g	P.100

クリスマス

料理名	脂質	ページ
紫キャベツの蒸し煮	0.1g	P.102
サーモンディップ	2.8g	P.102
チキンミートローフ	8.1g	P.102

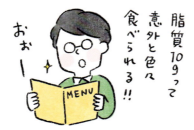

脂質10gって意外と色々食べられる!! おぉー

病態監修

髙添正和
東京山手メディカルセンター 副院長／炎症性腸疾患センター長

大阪医科大学医学部卒業　東京のみならず全国からクローン病、潰瘍性大腸炎の患者が来院。特に日常生活に欠かせない栄養について、栄養剤と食事療法の治療を専門とする。

レシピ考察、料理、栄養計算

岩﨑啓子
料理研究家・管理栄養士。聖徳栄養短期大学卒業後、料理研究家のアシスタント、保健所での栄養指導などを経て、独立。書籍や雑誌などで、栄養バランスのよい、簡単に作れる家庭料理を多数提案している。

栄養指導

松尾和美
東京新宿メディカルセンター 管理栄養士

小西奈津子
東京山手メディカルセンター 管理栄養士

料理製作（五十音順）

植木もも子　大越郷子　検見﨑聡美
佐伯知美　牧野直子　武蔵裕子

STAFF

装丁・本文デザイン	ナラエイコデザイン
撮影	佐山裕子（主婦の友社）鈴木江実子、高松弘、千葉充、山上忠
スタイリング	竹内マキ
調理協力	上田浩子、近藤浩美
イラストレーション	なかきはらあきこ
校正	畠山美音
取材・文	田﨑佳子
編集担当	三橋祐子（主婦の友社）

クローン病・潰瘍性大腸炎の毎日おいしいごはん
（びょう　かいようせいだいちょうえん　まいにち）

2019年 4 月30日　第 1 刷発行
2023年12月10日　第14刷発行

編　者　主婦の友社
発行者　平野健一
発行所　株式会社 主婦の友社
　　　　〒141-0021
　　　　東京都品川区上大崎3-1-1 目黒セントラルスクエア
　　　　電話　03-5280-7537（内容・不良品等のお問い合わせ）
　　　　　　　049-259-1236（販売）
印刷所　大日本印刷株式会社

©Shufunotomo Co., Ltd. 2019 Printed in Japan
ISBN 978-4-07-434595-3

Ⓡ本書を無断で複写複製（電子化を含む）することは、著作権法上の例外を除き、禁じられています。
本書をコピーされる場合は、事前に公益社団法人日本複製権センター（JRRC）の許諾を受けてください。
また本書を代行業者等の第三者に依頼してスキャンやデジタル化することは、
たとえ個人や家庭内での利用であっても一切認められておりません。
JRRC（https://jrrc.or.jp　eメール：jrrc_info@jrrc.or.jp　電話：03-6809-1281）

■本のご注文は、お近くの書店または主婦の友社コールセンター（電話0120-916-892）まで。
＊お問い合わせ受付時間　月～金（祝日を除く）10:00～16:00
＊個人のお客さまからのよくある質問のご案内　https://shufunotomo.co.jp/faq/